Dieta Vegana

Adelgaza Y Pierde Peso Con Una Dieta Vegana (Y Disfrutar Las Comidas)

Cayo Exposit

AF101135

Publicado Por Jason Thawne

© **Cayo Exposito**

Todos los derechos reservados

Dieta Vegana: Adelgaza Y Pierde Peso Con Una Dieta
Vegana (Y Disfrutar Las Comidas)

ISBN 978-1-989749-09-8

Este documento está orientado a proporcionar información exacta y confiable con respecto al tema y asunto que trata. La publicación se vende con la idea de que el editor no esté obligado a prestar contabilidad, permitida oficialmente, u otros servicios cualificados. Si se necesita asesoramiento, legal o profesional, debería solicitar a una persona con experiencia en la profesión.

Desde una Declaración de Principios aceptada y aprobada tanto por un comité de la American Bar Association (el Colegio de Abogados de Estados Unidos) como por un comité de editores y asociaciones.

No se permite la reproducción, duplicado o transmisión de cualquier parte de este documento en cualquier medio electrónico o formato impreso. Se prohíbe de forma estricta la grabación de esta publicación así como tampoco se permite cualquier almacenamiento de este documento sin permiso escrito del editor. Todos los derechos reservados.

Se establece que la información que contiene este documento es veraz y coherente, ya que cualquier responsabilidad, en términos de falta de atención o de otro tipo, por el uso o abuso de cualquier política, proceso o dirección contenida en este documento será responsabilidad exclusiva y absoluta del lector receptor. Bajo ninguna circunstancia se hará responsable o culpable de forma legal al editor por cualquier reparación, daños o pérdida monetaria debido a la información aquí contenida, ya sea de forma directa o indirectamente.

Los respectivos autores son propietarios de todos los derechos de autor que no están en posesión del editor.

La información aquí contenida se ofrece únicamente con fines informativos y, como tal, es universal. La presentación de la información se realiza sin contrato ni ningún tipo de garantía.

Las marcas registradas utilizadas son sin ningún tipo de consentimiento y la publicación de la marca registrada es sin el permiso o respaldo del propietario de esta. Todas las marcas registradas y demás marcas incluidas en este libro son solo para fines de aclaración y son propiedad de los mismos propietarios, no están afiliadas a este documento.

TABLA DE CONTENIDO

Parte 1 1

Introducción 2

Muffins De Manzana Y Zanahoria 2

Tortitas De Calabaza 4

Gachas De Avena Con Sirope De Arce 6

Tortitas De Manzana 7

Tostadas Francesas Veganas 8

Desayuno Vegano Combinado Fácil De Hacer 9

Cuadraditos De Avena 11

Tortitas Veganas Fáciles De Hacer 12

Estofado Vegano Picante Para Desayunar 13

Muffins De Plátano Y Arándanos 14

Tortitas De Arándanos 16

Muffins De Pan De Maíz Veganos 17

Pan De Calabaza 18

Gofres Veganos 20

Tortitas De Patata Veganas 21

Crepes Veganas 22

Gachas De Avena Con Plátano 24

Cuscús Para Desayunar 25

Muffins De Calabacín Y Plátano 26

Muffins De Manzana 28

Tortitas De Calabacín Y Chocolate 29

Gachas De Avena Con Coco Y Albaricoque 31

Granola... 32

Muffins De Calabacín Y Nueces 33

Galletas De Canela Y Pasas 35

Guiso De Tofu Para Desayunar... 36

Muffins De Plátano 38

Tortitas Veganas De Trigo Integral Y Canela...................... 39

Cuscús Ácido Para Desayunar.. 41

Parte 2.. 42

Introducción 43

Capítulo 1 47

Vegano Contra Vegetariano... 47

    TODOS LOS VEGANOS SON IGUALES, ¿VERDAD?....................... 49
    ¿TODOS LOS VEGETARIANOS SON IGUALES? 50
    ¿CÓMO CONSIDERAN LOS VEGANOS A LOS VEGETARIANOS? 52
    ¿NO ES ESTA PRESIÓN CONTRARIA A SER VEGANO? 53
    ¿PUEDE UN VEGANO COMER PRODUCTOS ETIQUETADOS PARA
    VEGETARIANOS?.. 56

Capítulo 2.. 58

¿Por Qué Ser Vegano? 58

    1. UN MENOR RIESGO DE DIABETES TIPO DOS Y ENFERMEDADES
    DEL CORAZÓN 59
    2. REVIERTE O TRATA OTRAS CONDICIONES DE SALUD. 60
    3. ADELGAZA Y PUEDE PERMANECER ASÍ SIN ESFUERZO. 62
    4. MUESTRA COMPASIÓN Y BONDAD HACIA LOS SERES CONSCIENTES.
    63
    5. HAMBRE MUNDIAL Y RECURSOS....................................... 64
    6. LOS PRODUCTOS ANIMALES PUEDEN ESTAR SUCIOS. 65
    7. NO NECESITAMOS PRODUCTOS DE ORIGEN ANIMAL. 67
    8. SALVA NUESTRO MEDIO AMBIENTE Y FRENA EL CAMBIO

Climático. 68
9. Una Nueva Cocina Increíble 69
10. Aptitud Física Mejorada 70
11. Piel Bonita Y Mejor Digestión. 71
12. Impulsa Y Mejora Su Estado De Ánimo. 72
13. Ahorra Dinero 74
14. Es Más Fácil Que Nunca.. 75

Capítulo 3 77

Una Dieta Vegana Resumida... 77

¿Qué Constituye La Dieta Vegana? 77
¿Qué Constituye Una Dieta Vegana Equilibrada Y Saludable?
.... 77
Frutos Secos, Semillas Y Legumbres 78
¿Qué Tan Saludable Puede Ser Una Dieta Vegana?............ 80
Preste Atención A Estos Nutrientes 81
¿Qué Hay De La Proteína? 85
¿Qué Tal El Calcio? 87

Capítulo 4 90

Cómo Hacer La Transición Al Veganismo 90

Recopile Suficiente Información 90
Añada A Su Dieta Existente Antes De Restar De Ella.......... 92
Busque Y Tenga En Cuenta Su Motivación Más Fuerte Para
El Cambio 93
Mantenga su Actitud Positiva... 93
Comience A Planificar Su Transición 94
Pautas E Ideas Para Diferentes Enfoques 96
De Vegetariano A Vegano.. 96
Del Omnívoro Al Vegano, Una Transición Lenta. 97
Volverse Vegano "Todo Fuera" 98
Las Barreras Alimenticias Y La Idea De Todo O Nada 100
Céntrese En Los Alimentos De Barrera Al Final............... 102
Recordatorios Y Sugerencias Útiles 103

Capítulo 5 105

Cómo Hacer Un Presupuesto Para Un Estilo De Vida Vegano **105**

SIEMPRE COMPARE PRECIOS 106
CONGELADO VERSUS FRESCO 106
A GRANEL VERSUS ENVASADO 107
ORGÁNICO VERSUS NO ORGÁNICO 108
MARCA DE RENOMBRE VERSUS MARCA GENÉRICA 109
COMPARE DIFERENTES TIENDAS DE COMESTIBLES 109
CONSIDERE LA POSIBILIDAD DE SER MIEMBRO DE UN BUEN MAYORISTA 110
BUSQUE OPCIONES MÁS BARATAS DE SÚPER ALIMENTOS Y PRODUCTOS DE ALIMENTOS ESPECIALES VEGANOS 111
REBAJAS EN TIENDAS DE COMESTIBLES 111
MAYORISTAS 112
MINORISTAS EN LÍNEA 113
PREPARE Y COCINE SU PROPIA COMIDA 113
CONCÉNTRESE EN ALIMENTOS INTEGRALES PARA SU DIETA 114
APROVECHE AL MÁXIMO SU VIAJE A LAS TIENDAS 117

Capítulo 6 .... **121**

Preguntas Frecuentes **121**

1. ¿ES DIFÍCIL VOLVERSE VEGANO? 121
2. ¿ES CARO SER VEGANO? 122
3. ¿SON ACEPTABLES LOS ALIMENTOS VEGANOS AL 99%? 123
4. ¿CUÁLES SON LOS INGREDIENTES ANIMALES ESCONDIDOS? ... 124
5. ¿CUÁL ES LA OPINIÓN SOBRE LA SEDA Y LA MIEL? 124
6. ¿CÓMO LE HAGO FRENTE A LAS ALERGIAS ALIMENTARIAS? .. 125
7. ME SENTÍ INSALUBRE EN MI DIETA VEGANA. ¿QUÉ SALIÓ MAL? 126
8. ¿ES POSIBLE COMER DEMASIADO? 127

Conclusión **129**

Parte 1

Introducción

¡Este libro de cocina vegana contiene una amplia variedad de recetas de desayunos que son 100% veganas!

Si eres vegano y tienes problemas para encontrar recetas de desayunos que estén realmente ricas, este libro de cocina te va a encantar. Estas recetas fueron cuidadosamente seleccionadas de mi colección, no solo porque sean veganas, sino porque son recetas sencillas que cualquiera puede hacer. Como la mayoría de recetas veganas, estas son de desayunos saludables y nutritivos.

¡Esperamos que disfrutes de este recetario vegano!

Muffins de manzana y zanahoria

Ingredientes

1 taza de azúcar moreno
½ taza de azúcar blanco
2 tazas y ½ de harina de trigo común
4 cucharillas de bicarbonato
1 cucharilla de levadura en polvo
4 cucharillas de canela molida
2 cucharillas de sal
2 tazasde zanahoria rallada
2 manzanas grandes(peladas, deshuesadas y cortadas)
6 cucharillas de sustituto vegano de huevo (seco)
1 taza y un ¼ de compota de manzana
¼ de tazade aceite vegetal

Elaboración

Precalentar el horno a 375ºF (190ºC). Lubricar los huecos para los muffins de la bandeja o rellenarlos con moldes de papel para muffins.

En un bol grande, mezclar el azúcar moreno, el azúcar blanco, la harina, el bicarbonato, la canela, y la sal. Añadir la zanahoria y la manzana y mezclar bien.

En un bol pequeño, batir el sustituto vegano de huevo junto con la compota de manzana y el aceite. Añadir la mezcla al bol con los ingredientes secos.

Con una cuchara, añadir la mezcla a las bandejas previamente preparadas.

Cocinar durante 20 minutos en el horno precalentado. Dejar que los muffins se enfríen durante 5 minutos antes de retirarlos de la bandeja y dejar que se enfríen por completo.

Tortitas de calabaza

Ingredientes
2 tazas y ½ de harina de trigo integral
2 tazas y ½ de agua
½ taza de leche de soja
2 cucharadasde levadura en polvo
1 cucharilla de sal
½ taza de calabaza cocida y triturada

½ cucharilla de canela
¼ de cucharilla de nuez moscada
¼ de cucharilla de pimienta gorda
1 cucharilla de extracto de vainilla
½ cucharilla de bicarbonato
1 cucharilla de vinagre de sidra de manzana

Elaboración

Mezclar la leche de soja con la cucharilla de vinagre en un bol. Dejarlo reposar durante cinco minutos.

Después, añadir al bol la calabaza, las especias y el agua.

Añadir los ingredientes restantes y remover hasta que la mezcla esté húmeda.

Dejar que repose 5 minutos para que suba y volver a remover ligeramente. Dejar reposar otros 5 minutos. Por último, verter la mezcla en una sartén.

Cocinar las tortitas y servirlas.

Gachas de avena con sirope de arce

Ingredientes
¾ de taza de agua
¼ de taza degranos de avena cortados
1 cucharada de mantequilla de cacahuete natural
1 cucharada de sirope de arce
½ cucharilla de azúcar moreno

Elaboración
Poner el agua a hervir en un cazo, verter los granos de avena cortados en el agua, ponerlo a fuego medio-bajo.

Cubrir y cocinar hasta que los granos de avena se reblandezcan, entre 5 y 7 minutos, removiendo de vez en cuando. Apartar del fuego y dejar que repose 1 minuto.

Añadir la mantequilla de cacahuete, el sirope de arce y el azúcar moreno a la avena.

Tortitas de manzana

Ingredientes
2 tazas de harina de trigo integral
2 manzanas peladas y deshuesadas
1 taza y ½ de leche de almendra
½ taza de aceite de cocoderretida
¼ de taza de agua
2 cucharadas de levadura en polvo
2 cucharadas de azúcar de caña (cantidad variable, al gusto)
1 cucharilla de nuez moscada molida
½ cucharada de canela molida

Elaboración
Mezclar la harina, las manzanas, la leche de almendra, el aceite de coco, el agua, la levadura, el azúcar de caña, la nuez moscada y la canela en la batidora hasta que la mezcla sea uniforme.

Calentar una plancha antiadherente a fuego medio-alto. Con una cuchara sopera, verter la masa en la plancha y cocinar hasta que burbujee y los bordes se sequen, unos 3-4 minutos.

Voltear y cocinar por el otro lado hasta que las tortitas se doren, 2 o 3 minutos. Repetir hasta gastar toda la masa.

Tostadas francesas veganas

Ingredientes
1 taza de leche de soja
2 cucharadas de harina de trigo común
1 cucharada de levadura nutricional
1 cucharilla de azúcar sin refinar
1 cucharilla de extracto de vainilla
$1/3$ de cucharilla de canela molida
4 rebanadas de pan vegano

Elaboración
Mezclar en un bol la leche de soja con la harina, la levadura, el extracto de vainilla y la canela; verter la mezcla en un plato

hondo. A continuación, bañar ambos lados de cada rebanada de pan en la mezcla.

Aceitar ligeramente una sartén y calentar a fuego medio-bajo.

Cocinar cada rebanada de pan hasta que se dore, unos 3 o 4 minutos por lado.

Desayuno vegano combinado fácil de hacer

Ingredientes
2 dos tazas de *hash browns* congelados
1 taza de cebolla troceada
1 taza de pimiento morrón troceado
1 taza de brócoli troceado
1 paquete de 340g de tofu firme desmenuzado
2 cucharadas de levadura nutricional
½ paquete de 400g de carne picada vegana dividido en cuatro medallones

Elaboración

Calentar una sartén antiadherente a fuego medio-alto.

Rociar abundante spray antiadherente para cocinar en una mitad de la sartén y añadir los *hash browns*.

Añadir a la sartén los medallones de carne picada.

Cuando los *hash browns* empiecen a dorarse, añadir la cebolla y continuar cocinando durante 5-7 minutos. Voltear los medallones.

Añadir el pimiento y el brócoli, remover para que se cocinen uniformemente.

Dejar la otra parte de la sartén vacía para cocinar el tofu. Mientras se hacen las verduras, desmenuzar el tofu.

A continuación, rociar la parte vacía de la

sartén con el spray antiadherente y añadir el tofu.

Verter la levadura nutricional sobre el tofu.

Remover el tofu y la levadura hasta que no haya líquido excedente.

Repartir los *hash browns* y las verduras equitativamente en cuatro platos y coronar con el tofu.

Sazonar al gusto.

Cuadraditos de avena

Ingredientes
3 tazas de avena
1 taza de leche de almendra sin azúcar
½ taza de sirope de agave
½ taza de compota de manzana
2 plátanos maduros triturados
2 cucharillas de levadura en polvo
1 cucharilla de sal
1 cucharilla de vainilla

1 cucharilla de canela

Elaboración
Mezclar todos los ingredientes en un bol. Verter la mezcla en la bandeja del horno, previamente engrasada. Cocinar a 350ºF (180ºC) durante 25 minutos. Cortar en cuadraditos.

Tortitas veganas fáciles de hacer

Ingredientes
4 tazas deharina con levadura
1 cucharada de azúcar blanco
1 cucharada de preparado en polvo para natillas
2 tazas de leche de soja

Elaboración
En un bol grande, mezclar la harina, el azúcar, y los polvos para natillas. Añadir la leche de soja y batir hasta que no queden grumos.

Calentar la plancha a fuego medio y cubrir con spray antiadherente para cocinar. Verter la mezcla en la plancha y cocinar hasta que la superficie de esta empiece a burbujear.

Con una espátula, voltear la masa y cocinar por el otro lado hasta que se dore.

Estofado vegano picante para desayunar

Ingredientes
1 taza de *hash browns* congelados
¼ de cebolla cortada en rodajas muy finas
1 taza de champiñones
3 tazas de espinacas
1 chile pequeño o ½ chile de tamaño normal
1 cucharilla y ½ de levadura nutricional
Sal y pimienta al gusto

Elaboración
En una sartén antiadherente pequeña, cocinar los *hash browns* hasta que se

doren.

Rociar con aceite una sartén diferente y saltear la cebolla hasta que esté casi transparente. Añadir el chile y los champiñones cortados y saltear hasta que los champiñones estén tiernos.

Espolvorear con la levadura nutricional, añadir las espinacas y un poco de agua, tapar y hervir a fuego lento hasta que las espinacas estén hechas. Revolver bien para que se absorba la levadura.

Salpimentar al gusto.

Muffins de plátano y arándanos

Ingredientes
2 plátanos muy maduros, triturados
½ taza de azúcar blanco
½ cucharilla de levadura en polvo
½ cucharilla de sal
¾ de taza de harina de trigo común

½ taza de harina de repostería integral
1 cucharilla y ½ de sustituto vegano de huevo (seco)
2 cucharadas de agua
½ taza de arándanos

Elaboración

Precalentar el horno a 350ºF (180ºC). Lubricar los huecos para los muffins de la bandeja o rellenarlos con moldes de papel para muffins.

En un bol grande, mezclar los plátanos triturados, el azúcar, la levadura, la sal y, los dos tipos de harina. Remover hasta que la mezcla sea uniforme. En un bol pequeño, mezclar el sustituto de huevo con el agua. Después, verter esta mezcla en la mezcla principal. Añadir los arándanos.

Con una cuchara, añadir la mezcla de manera equitativa a los moldes para muffins (¼ en cada molde).

Cocinar en el horno precalentado unos 20 o 25 minutos, o hasta que estén bien doradas.

Tortitas de arándanos

Ingredientes
1 taza de leche de soja
½ taza de agua
1 taza de harina de trigo integral
½ taza de maíz molido en piedra
1 cucharilla de levadura en polvo
½ cucharilla de bicarbonato
¼ de cucharilla de sal
1 taza de arándanos frescos
2 cucharadas de aceite vegetal

Elaboración
Precalentar el horno a 200ºF (94ºC).

En un bol pequeño, mezclar la leche de soja y el agua.

En un bol grande, mezclar la harina, el maíz molido, la levadura, el bicarbonato, y la sal. Remover hasta que la mezcla sea uniforme. Añadir los arándanos y dejar que la masa repose durante 5 minutos.

Poner un poco de aceite en una sartén o plancha y calentar a fuego medio. Verter aproximadamente ¼ de la masa en la sartén caliente y cocinar hasta que la superficie de las tortitas burbujee y los bordes parezcan estar secos. Voltear y cocinar hasta que las tortitas se doren. Colocarlas en la bandeja del horno para que se mantengan calientes mientras se cocina el resto de la masa.

Muffins de pan de maíz veganos

Ingredientes
½ taza de harina de maíz
½ de harina de repostería integral
½ cucharilla de bicarbonato
½ cucharilla de sal
½ taza de compota de manzana
½ taza de leche de soja
¼ de taza de sirope de agave
2 cucharadas de aceite de canola

Elaboración
Precalentar el horno a 325ºF (165ºC). Aceitar ligeramente una bandeja con moldes para muffins.

Mezclar en un bol grande los dos tipos de harina, el bicarbonato, y la sal. A continuación, verter la compota de manzana, la leche de soja y el sirope de agave. Añadir el aceite poco a poco mientras se remueve. Verter la masa en la bandeja.

Cocinar en el horno precalentado hasta que se puedan pinchar los muffins con un palillo o un cuchillo y que estos no salgan manchados, aproximadamente entre 15 y 20 minutos.

Pan de calabaza

Ingredientes
2 cucharadas de linaza molida

6 cucharadas de agua
1 taza y ½ de azúcar
1 taza de puré de calabaza en lata
½ taza de compota de manzana
1 taza y $1/3$ de harina de trigo común
$1/3$ de taza de harina de repostería integral
1 cucharilla de bicarbonato
1 cucharilla de canela molida
¾ de cucharilla de sal
½ cucharilla de levadura en polvo
½ cucharilla de nuez moscada molida
¼ de cucharilla de clavo molido

Elaboración
Precalentar el horno a 350ºF (180ºC). Aceitar ligeramente una bandeja de unos 22x12 cm.

Mezclar la linaza con el agua. Mezclar también el azúcar, el puré de calabaza, y la compota de manzana.

En un bol grande, mezclar ambos tipos de harina con el bicarbonato, la canela, la sal, la levadura, la nuez moscada, y el clavo. Añadir la mezcla de calabaza a la mezcla de harina y remover hasta que la masa sea uniforme. Añadir la masa a la bandeja preparada previamente.

Cocinar en el horno precalentado durante 65 o 70 minutos, hasta que se pueda pinchar el pan con un palillo y que este no salga manchado.

Gofres veganos

Ingredientes
1 taza de harina de trigo integral
1 taza de harina blanca sin preparar
½ cucharilla de canela
1 cucharilla y ½ de levadura en polvo
2 cucharadas de azúcar granulada
2 tazas de leche de almendra o de soja
1/3 de taza de compota de manzana sin azúcar

Elaboración
Mezclar todos los ingredientes secos en un bol. En un bol diferente, mezclar la leche y la compota. A continuación, añadir la

mezcla de leche a la mezcla seca y remover cuidadosamente hasta que sea uniforme.

La consistencia de la mezcla debe ser lo bastante líquida como para poder verterla. Si es demasiado espesa, se puede añadir más leche.

Cocinar utilizando una plancha para hacer gofres.

Tortitas de patata veganas

Ingredientes
10 patatas peladas y cortadas en tiras
1 zanahoria pelada y cortada en tiras
1 cebolla cortada en pequeños dados
5 dientes de ajo aplastados
1 cucharada de hoja de perejil cortada
1 cucharada de eneldo fresco cortado
2 cucharadas de zumo de limón fresco
¼ de taza de aceite de oliva
2 cucharadas de harina de trigo común
2 tazas de pan rallado vegano
Sal y pimienta, al gusto

Aceite de oliva para freír, tanta como se necesite

Elaboración
Mezclar en un bol grande las patatas, la zanahoria, la cebolla, el ajo, el perejil, y el eneldo. Añadir el zumo de limón, el aceite de oliva, la harina, el pan rallado, la sal y la pimienta. Amasar hasta que la masa sea uniforme.

Calentar una sartén con aceite de oliva a fuego medio.En tandas, verter cucharadas de la mezcla de patata en la sartén.

Cocinar las tortitas aproximadamente 4 minutos por lado, o hasta que se doren. Servir calientes.

Crepes veganas

Ingredientes
½ taza de leche de soja

¼ de taza de margarina de soja derretida
½ taza de agua
1 cucharada de azúcar moreno natural
2 cucharadas de sirope de arce
1 taza de harina de trigo común sin preparar
¼ de cucharilla de sal

Elaboración
En un bol grande, mezclar la leche, el agua, la margarina, el azúcar, el sirope, la harina, y la sal. Tapar la mezcla y dejar que repose durante 2 horas.

Untar un poco de margarina de soja en una sartén de entre 12 y 15 cm. Calentar la sartén.

Verter unas 3 cucharadas de la mezcla en la sartén. Mover la sartén hasta que la mezcla ocupe toda la superficie de la misma.

Cocinar hasta que se dore, voltear y cocinar también por el otro lado.

Gachas de avena con plátano

Ingredientes
1 taza y ¾ de agua
¼ de cucharilla de sal rosa del Himalaya
1 taza de copos de avena
3 plátanos maduros grandes, triturados
3 cucharadas de crema de semillas de girasol
2 cucharadas de sirope de agave

Elaboración
Verter el agua en una cacerola y añadir la sal. Añadir los copos de avena y hervir a fuego lento hasta conseguir la consistencia deseada, unos 5 minutos.

Apartar la cacerola del fuego y añadir los plátanos, la crema de semillas de girasol, y el sirope de agave.

Cuscús para desayunar

Ingredientes
¾ de taza de bebida de soja sabor vainilla
¼ de taza de zumo de naranja
½ taza de cuscús seco
½ plátano, triturado o cortado
1 cucharilla de canela

Elaboración
Poner la leche y el zumo en una cacerola a fuego alto hasta que hierva.

Bajar el fuego y añadir el cuscús, el plátano, y la canela. Poner la tapa y hervir a fuego lento durante 2-3 minutos.

Apagar el fuego y dejar que repose durante 2 minutos.

Servir en el momento. La cantidad es para dos raciones.

Muffins de calabacín y plátano

Ingredientes
2 tazas y $1/3$ de calabacín rallado
1 plátano muy maduro y 1/2 , triturado
1 taza de compota de manzana
1 taza de azúcar moreno
¼ de taza de aceite vegetal
1 cucharada de zumo de limón
1 cucharilla y ½ de extracto de vainilla
3 tazas de harina de trigo común
1 cucharada de bicarbonato
1 cucharada de canela molida
2 cucharillas de nuez moscada molida
1 cucharilla de levadura en polvo
1 cucharilla de sal
¼ de cucharilla de clavo molido
1 cucharada de azúcar blanco
1 cucharilla de canela molida

Elaboración
Precalentar el horno a 350ºF (180ºC). Engrasar los moldes para muffins de la bandeja o rellenarlos con 24 moldes de papel.
Mezclar el calabacín, el plátano, la

compota de manzana, el azúcar moreno, el aceite, el zumo de limón, y el extracto de vainilla en un bol grande. En otro bol, mezclar la harina, el bicarbonato, la cucharada de canela molida, la nuez moscada, la levadura en polvo, la sal, y el clavo.

Poco a poco, añadir la mezcla de harina a la mezcla de calabacín, sin parar de remover, hasta que la mezcla sea uniforme. Añadir la mezcla con una cuchara en los moldes de muffins, llenando estos hasta un poco más de la mitad.

Mezclar el azúcar blanco con la cucharilla de canela en un bol pequeño. Espolvorear sobre la mezcla.

Cocinar en el horno precalentado hasta que se puedan pinchar los muffins con un palillo y que este no salga manchado, unos 30 minutos.

Muffins de manzana

Ingredientes
1 taza y ¼ de copos de cereales
1 taza y ¼ de harina de trigo común
$1/3$ de taza de azúcar moreno
1 cucharilla de canela molida
1 cucharada de levadura en polvo
1 taza y ¼ de zumo de manzana
¼ de taza de margarina derretida
1 cucharilla de extracto de vainilla
1 manzana pelada, deshuesada y cortada

Elaboración
Precalentar el horno a 375ºF (190ºC). Lubricar los moldes para muffins de la bandeja.

En un bol, mezclar los copos de cereales, la harina, el azúcar moreno, la canela, y la levadura. Verter en el bol el zumo de manzana, la margarina, la vainilla, y la manzana. Con una cuchara, reparte la mezcla entre los moldes.

Cocinar a 375ºF (190ºC) durante 25 o 30 minutos.

Tortitas de calabacín y chocolate

Ingredientes
2 cucharadas de agua
1 cucharada de linaza molida
½ taza de leche de almendra sin azúcar
1 plátano muy maduro, triturado
¼ de taza de calabacín cortado
¼ de cucharilla de extracto de vainilla
½ taza de harina de trigo común
1 cucharada de cacao en polvo desgrasado
1 cucharilla y ½ de estevia mezclada con azúcar moreno
½ cucharilla de levadura en polvo
¼ de cucharilla de bicarbonato
¼ de cucharilla de canela molida
1 pizca de sal marina
Spray antiadherente para cocinar

Elaboración

Mezclar el agua con la linaza en un bol pequeño. Dejar en la nevera entre 15 y 30 minutos, hasta que la mezcla se espesa y tenga una consistencia parecida a la del huevo. Después, añadir la leche de almendras, el plátano, el calabacín, y el extracto de vainilla.

En otro bol, mezclar la harina, el cacao en polvo, la mezcla de azúcar moreno, la levadura, el bicarbonato, la canela, y la sal marina. Añadir a esta la mezcla de linaza y remover hasta que todo sea una masa uniforme.

Calentar una sartén grande a fuego medio y rociar con spray antiadherente. Verter $1/3$ de taza de la masa en la sartén y cocinar hasta que burbujee y se dore, unos 5 minutos.

Voltear y cocinar por el otro lado, hasta que también se dore, de 4 a 6 minutos. Colocar en la rejilla del horno para dejar que se enfríe. Mientras, repetir el proceso con el resto de la masa.

Gachas de avena con coco y albaricoque

Ingredientes
1 taza de agua
½ taza de copos de avena
½ cucharilla de canela molida
6 albaricoques deshidratados, cortados
1 cucharada de coco natural cortado

Elaboración
Mezclar el agua, los copos de avena y la canela en una cacerola pequeña. Ponerlo a fuego alto hasta que hierva. Entonces, bajar el fuego y hervir a fuego lento, removiendo de vez en cuando, hasta que el resultado sea cremoso (unos 5 minutos).

Servir con los albaricoques y el coco por encima.

Granola

Ingredientes
Spray antiadherente para cocinar
3 tazas de copos de avena
2/3 de taza de germen de trigo
½ taza de almendras peladas y cortadas
1 pizca de nuez moscada molida
1 cucharilla y½ de canela molida
½ taza de zumo de manzana
½ taza de melaza
1 cucharilla de extracto de vainilla
1 taza de cóctel de frutas deshidratadas
1 taza de albaricoques deshidratados troceados

Elaboración
Precalentar el horno a 350ºF (180ºC). Rociar el spray antiadherente en dos bandejas del horno.

En un bol grande, mezclar la avena, el germen de trigo, las almendras, la canela, y la nuez moscada. En otro bol, mezclar el zumo de manzana, la melaza, y el extracto de vainilla. Verter estos esta mezcla en la otra, removiendo. Esparcir la mezcla en las bandejas.

Cocinar durante 30 minutos en el horno precalentado, removiendo la mezcla cada 10 o 15 minutos, o hasta que la granola se dore. Dejar que se enfríe. Añadir la fruta deshidratada. Guardar en un recipiente hermético.

Muffins de calabacín y nueces

Ingredientes
¼ de taza de semillas de chía
1 taza de agua
1 taza de harina de anacardo
¼ de taza de linaza molida
2 cucharadas de harina de coco
2 cucharadas de almidón
1 cucharada de canela molida
1 cucharilla de bicarbonato

½ cucharilla de sal
1 taza de dátiles cortados
1 taza de nueces cortadas
1 taza de calabacín cortado
$1/3$ de taza de compota de manzana
2 cucharadas de aceite de coco derretida
Unos 30ml de estevia líquida (cantidad variable, según el gusto)

Elaboración
Precalentar el horno a 375ºF (190ºC). Preparar una bandeja con 12 moldes de muffins de papel.

Verter el agua en un bol y poner en remojo las semillas de chía hasta que espese y se forme una pasta, entre 5 y 10 minutos.

Mezclar en un bol la harina de anacardo, la linaza, la harina de coco, el almidón, la canela, el bicarbonato, y la sal, y batir bien.

En un bol diferente, mezclar la mezcla de las semillas de chía con los dátiles, las nueces, el calabacín, la compota de manzana, el aceite de coco, y la estevia.

Añadir esta mezcla a la anterior y remover hasta que se forme una masa uniforme. Añadir la masa a los moldes.

Cocinar en el horno precalentado hasta que se puedan pinchar los muffins con un palillo y que este no salga manchado, entre 30 y 35 minutos. Dejar que los muffins se enfríen en la rejilla del horno, antes de sacarlos de los moldes, unos 10 minutos. Dejar que se enfríen durante otros 5 minutos antes de servirlos.

Galletas de canela y pasas

Ingredientes
1 taza y $1/3$ de copos de avena
4 cucharadas de pasas
4 cucharadas de harina
1 taza y $1/3$ de leche de soja en polvo
1 taza de compota de manzana sin azúcar
1 cucharilla de canela
1 cucharilla de levadura en polvo
4 cucharadas de edulcorante artificial bajo

en calorías

Elaboración
Precalentar el horno a 350º F (180º C). Rociar una bandeja con spray de cocina.

Mezclar todos los ingredientes y, con una cuchara, añadir la mezcla a la bandeja. Cocinar durante 15-20 minutos.

Guiso de tofu para desayunar

Ingredientes
1 bloque de tofu extra firme (drenado)
1 cebolla pequeña cortada
½ taza de pimiento rojo dulce cortado
2-3 champiñones grandes troceados
1 diente de ajo triturado
2 cucharada de levadura nutricional
1 cucharilla y ½ de cúrcuma molida
½ taza de queso vegano no lácteo rallado
1 taza de *hash browns*
1 piza de sal
1 cucharilla de pimienta negra

1 cucharada y ½ de aceite de oliva virgen extra

Elaboración
Precalentar el horno a 350ºF (180ºC).

En un bol grande, desmenuzar el tofu hasta que tenga aspecto de huevos revueltos.. Añadir el ajo en polvo, lacúrcuma y la levadura. Remover bien y dejar reposar.

En una sartén, añadir el aceite de oliva y cocinar en ella las cebollas, el ajo, los champiñones y los pimientos hasta que estén tiernos, pero no en exceso. Espolvorear con la pimienta negra y la sal. Apartar de la sartén y añadir a la mezcla de tofu.

Añadir el queso vegano rallado.

En una cacerola para servir, colocar los *hash browns* de manera equitativa.

Cubrirlos con la mezcla de tofu.

Cocinar a 350ºF (180ºC) durante unos 30 minutos. Sacar del horno y servir.

Muffins de plátano

Ingredientes
3 tazas de harina de trigo común
1 taza de azúcar blanco
½ taza de azúcar moreno
2 cucharillas de canela molida
2 cucharillas de levadura en polvo
1 cucharilla de bicarbonato
1 cucharilla de nuez moscada molida
1 cucharilla de sal
2 tazas de plátanos maduros triturados
1 taza de aceite de canola
1 taza de leche de coco

Elaboración
Precalentar el horno a 350ºF (180ºC). Lubricar 12 de los huecos para los muffins de la bandeja o rellenarlos con moldes de papel para muffins.

Mezclar la harina, el azúcar blanco, el azúcar moreno, la canela, la levadura en polvo, el bicarbonato, la nuez moscada, y la sal en un bol grande. En un bol distinto, mezclar los plátanos, el aceite de canola y la leche de coco; juntar las dos mezclas y remover hasta que sea uniforme. Llenar los moldes para muffins con la masa.

Cocinar en el horno precalentado hasta que se puedan pinchar los muffins con un palillo y que este no salga manchado, entre 30 y 35 minutos.

Tortitas veganas de trigo integral y canela

Ingredientes
½ taza de harina de trigo integral
½ taza de harina de centeno
1 cucharada de harina de soja
1 cucharada de azúcar blanco
1 cucharilla y ½ de levadura en polvo
$1/8$ de cucharilla de sal
$1/8$ de cucharilla de canela molida
½ cucharilla de extracto de vainilla
½ taza de agua

½ taza de leche de soja
¼ de taza de pacanas cortadas

Elaboración

En un bol de tamaño medio, mezclar los tres tipos de harina, el azúcar, la levadura, la sal, y la canela.

Hacer un hueco en el centro de la masa y verter en él la vainilla, el agua, y la leche de soja. Mezclar hasta que la masa sea seca. Después, añadir las pacanas.

Calentar una sartén o plancha a fuego medio y cubrir con spray de cocina. Verter en esta alrededor de $1/3$ de taza de la mezcla y extender hasta que la tortita tenga el grosor que se desee.

Cocinar hasta que la superficie burbujee. Después, voltear y cocinar por el otro lado hasta que se dore. Servir calientes.

Cuscús ácido para desayunar

Ingredientes
¾ de taza de leche de soja sabor vainilla
¼ de taza de zumo de naranja
½ taza de cuscús seco
½ plátano, triturado o cortado
1 cucharilla de canela

Elaboración
En una cacerola pequeña, a fuego alto, poner a hervir la leche y el zumo. Bajar el fuego y añadir el cuscús, el plátano y la canela. Cubrir con la tapa y dejar que se cocine a fuego lento durante 2 o 3 minutos.

Apagar el fuego y dejar que repose durante otros 2 minutos. Servir en el momento.

Parte 2

Introducción

El veganismo no es nada nuevo, aunque en realidad sólo ha ganado popularidad en los últimos diez años. El término vegano fue utilizado por primera vez por Donald Watson, quien fue cofundador de la VeganSociety en 1944 en Inglaterra. Su idea de una dieta vegana era diferente de lo que es hoy; lo que realmente quiso decir con el término fue alguien que siguió una dieta vegetariana no láctea. Sin embargo, en 1951 también proclamó que rechaza fuertemente el uso de animales como mercancía y quiere que las personas vivan sus vidas sin explotarlos.

Hoy en día, los veganos vienen en muchas formas y categorías diferentes. Aunque generalmente se abstienen de consumir la carne de los animales, otros también eliminan todos los productos lácteos y huevos de sus dietas. Algunos comen pescado y mariscos, mientras que otros sólo consumen verduras y frutas crudas. Pero para muchas personas en todo el mundo, el veganismo es mucho más que una dieta saludable basada en plantas. La mayoría de los veganos evitan el uso de cualquier producto que se derive de animales, como zapatos de cuero, bolsas, ropa, etc. No aprueban la agricultura industrial ni el sacrificio de animales. Algunos incluso evitan productos que provienen de insectos, como la seda y la miel.

Llevar un estilo de vida vegano tiene numerosos beneficios. Quizás el más profundo sea nuestra salud. Comer una dieta de grasas y proteínas animales tiene muchos efectos adversos en nuestro cuerpo y es la causa de varias enfermedades como las cardíacas, hipertensión, cáncer, artritis reumatoidea, entre otras. Siguiendo una completa dieta basada en plantas, muchas de estas condiciones pueden evitarse. Verduras, frutas, legumbres y granos enteros que forman parte de la dieta vegana no contienen colesterol en absoluto y muy pocas grasas saturadas. Son altos en fibra y nutrientes, y muchos contienen un alto nivel de proteínas.

El veganismo impone menos estrés en

nuestro entorno natural y mejora nuestras posibilidades de salvar a la Tierra para las generaciones futuras. La cría y alimentación del ganado para sustentar a las masas es realmente una manera tremendamente ineficiente de utilizar nuestros recursos. Alrededor del sesenta por ciento de la deforestación ha tenido lugar para hacer espacio para la agricultura. Si todos cambiáramos a una dieta vegana, los productos de este desarrollo agrícola podrían usarse para alimentar a las personas en lugar de al ganado, que matamos de nuevo para obtener comida.

Las prácticas inhumanas hacia los animales probablemente terminarán. Lagente de todo el mundo está tomando conciencia de los derechos de los animales y cómo deben ser tratados. La crueldad involucrada en la crianza y el sacrificio de muchos animales de granja ya no es un secreto y muchas más personas se oponen a estas prácticas. La forma moral de resolver este problema es cambiar a una dieta basada en plantas que también es mucho más saludable.

En estos tiempos modernos en los que vivimos, definitivamente no necesitamos productos de origen animal para nuestra ropa, refugio o sustento como lo hicieron nuestros antepasados. Por lo tanto, no puede haber una buena razón para no adoptar un estilo de vida vegano. Sólo será para nuestro beneficio y las generaciones futuras nos agradecerán nuestra contribución para salvar al planeta.

Capítulo 1

Vegano contra Vegetariano

La gente a menudo se pregunta qué es exactamente lo que constituye las diferencias entre el vegetarianismo y el veganismo y, a veces, los dos se confunden entre sí.

En general, se considera que los veganos son similares a los vegetarianos, aunque en una forma diferente, lo cual está cerca de la verdad. Sin embargo, los veganos tienen un punto de vista distinto; ellos hacen una clara distinción entre los dos. La razón principal de esto es que varias subcategorías se han desarrollado bajo el paraguas general del vegetarianismo, algunas de las cuales incluyen el consumo de carne y algunos subproductos animales, y los veganos no quieren asociarse con esto último.

Aunque las líneas definitorias son bastante claras, los chefs, los sibaritas y las compañías que comercian con productos alimenticios a menudo los confunden. Tanto los veganos como los vegetarianos se abstienen de comer carne animal. Esto incluye pollos, vacas, cerdos o criaturas marinas. Además de los vegetarianos, los veganos tampoco consumen productos lácteos, huevos o productos derivados de animales, mientras que los vegetarianos en general no tienen problemas con el consumo de productos como huevos, queso, leche, etc.

Los veganos también están convencidos de las pruebas de productos en animales y no los usarán. Estos incluyen cremas para la piel, maquillaje y cualquier cosa hecha con pieles de animales como zapatos de cuero, bolsos y cinturones. En cuanto a este tipo de productos, los vegetarianos son más indulgentes.

La definición de vegetariano no es tan clara. Algunos vegetarianos comen huevos, pero no lácteos, o puede encontrarse con alguien que no se opondría a usar zapatos de cuero, pero no comería productos lácteos ni huevos. Por otra parte, un vegano es bastante claro acerca de sus creencias. No toleran el consumo de carne animal, el uso de nada hecho con pieles de animales ni el uso de productos que se probaron en animales. Los veganos, por lo tanto, creen en dejar a los animales tranquilos, permitiéndoles continuar con sus vidas sin interferir o explotarlos.

Todos los veganos son iguales, ¿verdad?

No, hay variaciones en la dieta vegana, aunque las ideas principales son las mismas. Una rama del veganismo, llamada veganos crudos, no tocará alimentos que se hayan cocinado a temperaturas de más de cuarenta y ocho grados Fahrenheit. Esto implica que la mayor parte de su menú consiste en alimentos crudos como nueces, frutas y verduras crudas.

Otra subcategoría se llaman a sí mismos veganos Paleo. Aunque pueden comer carne y pescado, se abstendrán de los productos lácteos, todos los granos o alimentos procesados. Basan su dieta en los alimentos que presumiblemente consumieron nuestros ancestros de la era Paleolítica. También dependen en gran medida de las frutas y verduras.

La mayoría (el noventa y nueve por ciento) de los veganos tratan de comer alimentos orgánicos de alta calidad y evitan los productos de azúcar refinada, como los refrescos y los dulces. Esto significa que cualquier comida preparada o procesada será rechazada. Los veganos Paleo son considerados por la mayoría como un tipo de vegano extremadamente saludable.

¿Todos los vegetarianos son iguales?

Aunque el vegetarianismo comenzó como una elección claramente definida de requisitos dietéticos, a lo largo de los años, de este árbol han brotado muchas ramas. El resultado de esto fue que los veganos sintieron la necesidad de disociarse de este término amplio de vegetarianismo y formar su propia categoría exclusiva y distinta.

Debo señalar que el término general de vegetarianismo no siempre implica consideración por el bienestar de los animales, ya que algunos grupos incluso incluyen la carne en su dieta y la mayoría permite la proteína animal de una forma u otra. El vegetarianismo puede describirse más adecuadamente como una dieta con énfasis en la salud del individuo, ya sea esto cierto o una presunción. Este tipo de dieta incluirá o excluirá los alimentos en su valor aparente para la salud y no necesariamente en el impacto que tiene en el bienestar de los animales.

El vegetariano típico a menudo se enojará con todas estas variaciones y se distanciará de ellas.

Estas son algunas de las principales ramas del vegetarianismo:

• Los **Ovo-lacto**vegetarianos consumirán fácilmente huevos y productos lácteos, pero se abstendrán de comer pescado y carne. Esta es considerada la dieta básica para vegetarianos.

• Los **lacto** vegetarianos excluyen el pescado y los productos lácteos, pero también se mantienen alejados de la carne. Ellos comen huevos y a menudo se les llama "eggetarianos".

• El **ovo**vegetarianismo significa la exclusión de la carne, pero permite el pescado, el queso vegetariano y otros productos a base de leche.

• Los **flexitarianos** (también llamados semi

vegetarianos) incluyen a cualquier persona que intente reducir su consumo de carne. Sin embargo, consumirán carne en ocasiones cuando tengan el deseo de comerla. Este tipo de vegetarianismo es en su mayoría ridiculizado y no se considera en alta estima.

• Los **pollo** vegetarianos excluyen la carne de animales y peces, pero permitirán aves de corral, huevos y productos lácteos. También se les llama "pollotarianos".

• Los **pescos**vegetarianos siguen una dieta que incluye mariscos y pescados, lácteos y huevos, y en ocasiones aves de corral, pero no la carne de animales terrestres. A veces se les llama "pescatarios".

¿Cómo consideran los veganos a los vegetarianos?

Los veganos en general no tienen problemas con sus hermanos o hermanas vegetarianos. A veces, pueden mostrar una ligera frustración o decepción con la aparente falta de motivación para seguir adelante y convertirse en veganos en toda regla.

A los ojos de los veganos, los vegetarianos son adolescentes en vías de convertirse en adultos dignos; Consideran el veganismo como el siguiente y último paso hacia la plena madurez. Elogiarán a las personas que decidieron volverse vegetarianas pero se mantendrán en la cola, esperando ansiosamente su transición al veganismo. A veces les resulta difícil ver el vegetarianismo como el objetivo final. Así que ahora entiende por qué su amigo vegano le ha estado empujando todo este tiempo desde que usted cambió su dieta a una vegetariana; ¡Ella está esperando que tomes el último y más importante paso!

¿No es esta presión contraria a ser vegano?

Una de las mayores diferencias entre vegetarianos y veganos es su respeto y actitud hacia los animales. La mayoría de los vegetarianos no se preocupan demasiado por este problema, pero los veganos realmente se lo toman en serio. Esta es la razón por la cual algunos vegetarianos comen productos lácteos y hacen uso de productos hechos de pieles de animales. A los ojos de un vegano, las industrias lácteas son quizás las más crueles entre las industrias cárnicas. Creen que las vacas son torturadas continuamente cuando se les extrae la leche y no pueden tolerar que las terneras jóvenes sean removidas físicamente de sus madres justo después del nacimiento.

Esto no se detiene aquí: los terneros machos se utilizarán como toros con fines de reproducción o se sacrificarán para ternera, mientras que las hembras con el tiempo se convertirán en productoras de leche. Las que no produzcan suficiente leche serán vendidas para carne. ¿Alguna vez ha tenido la desafortunada experiencia de escuchar las llamadas de los terneros cuando son separados de sus madres o cuando se dan cuenta de que están destinados a ser sacrificados? Si es así, simpatizará con los veganos que no tocarán los productos lácteos y no estarán muy contentos con que otras personas lo hagan.

La industria avícola es otro tema de gran

preocupación para los veganos. Los pollos machos se consideran superfluos y se matan en licuadoras industriales, electrocutados o gaseados. Las gallinas ponedoras nunca tienen libertad para deambular por su entorno natural, sino que se encuentran en pequeños espacios donde todo lo que hacen es poner huevos. Cuando terminan sus días de puesta de huevos, son asesinadas; sus espinas son rotas o sus cuellos, retorcidos.

Esta es otra razón de la intolerancia de los veganos a las personas que siguen una dieta vegetariana pero no progresan hacia el veganismo. A partir de esto, es obvio que a los ojos de un vegano, los derechos de los animales son igualmente importantes para una dieta saludable, si no más.

Los científicos están de acuerdo en que una dieta equilibrada de veganismo es lanúmero uno que puede seguir para tener una buena salud. Aun así, los veganos con gusto harían sacrificios con respecto a su propia salud si se asegurara que a los animales se les permitirá vivir una vida pacífica y natural; la amable Madre Naturaleza les dejaría vivir.

¿Puede un vegano comer productos etiquetados para vegetarianos?

No, "seguro para vegetarianos" no significa "seguro para veganos". Los lineamientos proporcionados oficialmente por la FSA dicen lo siguiente:

• Vegetariano: este término no se aplica a los alimentos que provienen de animales. Tampoco se aplica a los alimentos producidos desde o con la ayuda de productos derivados de animales, ya sea que hayan muerto, hayan sido sacrificados o hayan fallecido como consecuencia de su consumo.

• Animales: este término incluye animales domésticos, silvestres o de granja, por ejemplo: ganado, caza, aves, mariscos y pescados, crustáceos, tunicados, anfibios, moluscos, insectos y equinodermos.

• Vegano: este término no se aplica a ningún alimento de origen animal. Tampoco se aplica a los alimentos que han sido producidos o elaborados con la ayuda animales o sus productos. Esto incluye manufacturados que provienen de animales que todavía están vivos.

Estará de acuerdo en que estas pautas son bastante claras y directas. Sin embargo, en la industria alimentaria, dichos términos se usan con mayor frecuencia de manera engañosa. A menudo, un producto se etiquetará como adecuado tanto para veganos como para vegetarianos, pero en realidad es sólo la interpretación de la compañía de lo que creen que es adecuado.

[Tabla de Contenidos]

Capítulo 2

¿Por qué ser vegano?

Durante los últimos años, el veganismo ha crecido en popularidad en todo el mundo. Personas de todas las edades, profesiones y antecedentes han tomado la decisión de cambiar drásticamente su dieta. Es evidente que una gran cantidad de personas se han dado cuenta de que la longevidad y la compasión que conlleva el veganismo es una mejor opción que las enfermedades crónicas.

Hace sólo dos años, USA Today informó que casi el cincuenta por ciento de los estadounidenses están tratando de comer menos carne. Además de eso, hasta un veinte por ciento de todos los estudiantes se han vuelto veganos o vegetarianos, o se están esforzando por consumir menos carne. Seguramente parece que se está convirtiendo en una tendencia, y debe haber una buena razón para ello. Entonces, ¿por qué considerar volverse vegano?

Nuestras dietas tienen un gran impacto en nuestras vidas de muchas maneras.

Muestra cuán conscientes somos del mundo que nos rodea, si padeceremos ciertas enfermedades más adelante en la vida y qué empresas se benefician de nosotros. En pocas palabras, nuestro poder como consumidores es mayor de lo que creemos; podemos usar o retener nuestro dinero para determinar el éxito o la caída de las grandes industrias. Sin embargo, el elemento financiero no es el único a considerar.

Estoy seguro de que ya ha escuchado algunos de los argumentos sobre los pros del veganismo o una dieta basada en plantas. Diferentes personas necesitarán diferentes razones para motivarlos hacia un cambio en la dieta.

Es posible que ya estés en camino de convertirte en vegano o solo pensar en ello. Aquí hay algunas razones que pueden ayudarle a decidir.

1. Un menor riesgo de diabetes tipo dos y enfermedades del corazón

En nuestro mundo occidental, estas son probablemente las enfermedades crónicas más comúnmente encontradas. La mayoría son hechas por el hombre, así que en realidad nadie debería sufrirlas. Realmente da miedo pensar que la acumulación de placa en las arterias comienza increíblemente temprano en la vida, alrededor de la edad de diez años.

La mayoría de las organizaciones de salud están de acuerdo en que el colesterol y las grasas saturadas que se encuentran en los productos animales son los principales culpables que contribuyen tanto a la diabetes como a las enfermedades cardíacas. Una dieta que mejore la condición de nuestras arterias hará lo mismo para la diabetes tipo 2. Incluso puede desempeñar un papel en revertir este tipo de diabetes.

2. *Revierte o trata otras condiciones de salud.*

Nada es más importante que su salud. La buena salud seguramente es nuestro mayor activo. Por lo tanto, debemos considerar seriamente cualquier cambio que podamos hacer en nuestro estilo de vida para disminuir y minimizar el riesgo de padecer enfermedades. Debemos ayudar a nuestros cuerpos en sus esfuerzos por sanar y mejorar nuestra salud. Un gran número de las condiciones de salud que enfrentamos están realmente bajo nuestro control.

Un número creciente de organizaciones de salud ahora aprueba una dieta vegana bien equilibrada y durante todas las diferentes etapas de la vida. Encontraron que los veganos muestran casos más bajos de aumento de la presión arterial, cáncer, colesterol alto, diabetes, enfermedades cardiovasculares y Alzheimer.

A menudo, esta dieta basada en alimentos vegetales es más eficiente que la cirugía y la medicación en lo que respecta a las enfermedades mencionadas anteriormente. Según la Organización Mundial de la Salud, la carne procesada puede causar cáncer y se considera un carcinógeno. La carne roja, más que probable, también lo es, y un estudio de China mostró una clara conexión entre la proteína de la leche o la caseína y el cáncer. Puede sacar su propia conclusión de esto.

3. *Adelgaza y puede permanecer así sin esfuerzo.*

Las únicas personas que promedian un índice de masa corporal saludable y normal son los veganos. Esto es de esperar ya que un aumento en el consumo de productos animales equivale a un aumento en el IMC. Varias razones para esto pueden ser explicadas muy fácilmente. Los productos animales son altos en grasa y muy bajos en carbohidratos. Estas grasas contienen más calorías; también son más fáciles de transformar en grasas para el cuerpo que las de los carbohidratos.

Podemos llenar nuestros platos de la cena con verduras y papas, y seguir siendo delgados, mientras que la densidad de calorías presente en la mayoría de los productos animales a menudo nos lleva a comer en exceso. Los productos animales también contienen naturalmente hormonas para estimular el crecimiento, lo cual no es beneficioso para nosotros. Por lo tanto, sin tener que morirse de hambre, puede mantenerse delgado con una dieta que consiste en plantas.

4. *Muestra compasión y bondad hacia los seres conscientes.*

Algunas personas no consideran que los argumentos éticos del veganismo sean importantes, pero la amabilidad hacia los seres sensibles no puede ser ignorada. Salvar las vidas de los demás, especialmente las de criaturas inocentes, siempre será lo correcto y moral. Desafortunadamente, a lo largo de los años, la industria láctea y cárnica ha lanzado grandes campañas para lavar el cerebro de los consumidores; buscando suavizar su conciencia. En los cartones de alimentos, vemos animales felices retozando en los campos, mientras que eso no tiene nada que ver con la realidad, que es mucho más siniestra. Debe estar de acuerdo en que no puede haber nada humano acerca de cultivar con animales o sacrificarlos.

Las industrias de huevos y productos

lácteos son igualmente culpables respectoa esto y trabajan de la mano con sus homólogos de la carne. Las vacas lecheras, después de ser preñadas a la fuerza, entregan terneros que se les quitan inmediatamente después del nacimiento. Los terneros son sacrificados y la leche de vaca extraída por máquinas. Eventualmente, terminan en tiendas en forma de carne de hamburguesa. Y nadie puede ser inmune a la vista de pequeños polluelos machos desechados en los basureros, gaseados vivos o triturados como simples objetos inanimados sin valor.

5. Hambre mundial y recursos

El veganismo no sólo concierne a los animales, también tiene un gran impacto en las vidas de los humanos. Muchas personas en todo el mundo sufren como resultado de la demanda de todo tipo de productos animales. Puede preguntar cómo esto es aplicable. Lo explicaré. La población mundial en la actualidad asciende a unos siete mil millones. Si no fuera por todo el grano (cincuenta por ciento de la producción total) necesario para alimentar a los animales en la industria cárnica, creceríamos lo suficiente para alimentar hasta diez mil millones de personas; Más que suficiente para que nadie tenga que morir de hambre. Al mismo tiempo, el ochenta y dos por ciento de los niños que viven cerca del ganado, en realidad están muriendo de hambre. Este tercer mundo produce carne para luego ser enviada a los países desarrollados para su consumo.

El ganado se alimenta de alrededor del setenta por ciento de todo el grano producido en los Estados Unidos, suficiente para alimentar a ochocientos millones de seres humanos. Otro factor es el agua. Durante la producción de productos animales, se necesita una cantidad masiva de agua. Cada vegano puede ahorrar alrededor de 725,000 galones de este precioso líquido al año. Imagina entonces el impacto que estos ahorros pueden tener en nuestro mundo.

6. Los productos animales pueden estar

sucios.

Cada vez que muerde un trozo de carne o consume productos lácteos y huevos, está ingiriendo antibióticos, bacterias, dioxinas, hormonas y otras toxinas conocidas, lo cual puede ocasionar graves riesgos para la salud en los seres humanos. Las bacterias peligrosas que viven y se reproducen en los intestinos, las heces y la carne de los animales se encuentran en altos porcentajes de la carne sacrificada en este país. Estas contaminaciones incluyen E. coli, listeria y campylobacter.

Setenta y cinco millones de casos de intoxicación alimentaria se registran cada año, de los cuales cinco mil son fatales. Según el USDA, el setenta por ciento de estos casos es un resultado directo de la contaminación de la carne animal. Una larga historia de abuso farmacéutico en las granjas industriales lleva al desarrollo de cepas de súper bacterias que se han vuelto resistentes a los antibióticos. Y no termina aquí; hay otro grave peligro que acecha en la carne de los animales de granja: Roxarsona, el antibiótico más comúnmente usado para medicar a estos animales contiene serias cantidades de la forma más tóxica de arsénico.

Otro factor a considerar es el desarrollo de cáncer que puede ser causado por las hormonas que se encuentran en la carne de los animales. La obesidad y los senos agrandados en los hombres, o ginecomastia también son causados por la ingesta de hormonas animales. No se deje engañar por la etiqueta "orgánico" en la carne, no cambia mucho.

7. No necesitamos productos de origen animal.

Es totalmente innecesario matar animales de granja, y por lo tanto se convierte en un acto de crueldad. No existe prueba de que sea necesario que los seres humanos coman productos lácteos, huevos o carne para mantener una buena salud y crecimiento. En realidad, lo cierto es todo lo contrario. A lo largo de los años, hemos adquirido este comportamiento y nos han enseñado cuál de los animales es aceptable que comamos. Esto es todo lo contrario de los animales salvajes, como los osos o los leones, que cazan instintivamente y muestran un comportamiento diferente cuando se trata de su elección de presa. En lo que respecta a la leche, no necesitamos nada más que a nuestras madres durante nuestros primeros años después del nacimiento.

Ningún animal quiere morir, aprecia y ama la vida, pero desafortunadamente, sólo los vemos como una manada de animales de granja sin rostro, sin emociones ni personalidades únicas, a diferencia de los perros y gatos. Una vez que lleguemos a este entendimiento, que cada animal es un individuo y que debe ser respetado como tal, podemos entender la moral detrás del veganismo y comenzar a alinear nuestras acciones con estas opiniones éticas.

8. Salva nuestro medio ambiente y frena el cambio climático.

Entre el dieciocho y el cincuenta por ciento de la contaminación creada por el hombre se deriva de las industrias cárnicas. La agricultura industrial contribuye aún más que el transporte hacia el efecto invernadero que enfrentamos hoy. Además, se necesitan aproximadamente cuarenta calorías de energía generada por combustibles fósiles para fabricar una sola caloría de carne de res. Sólo unas dos calorías de este combustible se utilizan para fabricar proteínas vegetales.

Setenta y cinco kg de emisiones de CO_2 equivalen sólo a una libra de carne de hamburguesa; eso es exactamente lo mismo que conducir su vehículo durante tres semanas.

Los animales salvajes también sufren las consecuencias de nuestros hábitos de comer carne: actualmente, la extinción masiva amenaza al ochenta y seis por ciento de los mamíferos y las aves y el ochenta y ocho por ciento de los anfibios. Estamos perdiendo muchas especies a medida que la extinción completa las mira a la cara en un futuro no muy lejano.

9. Una nueva cocina increíble

Piense en las deliciosas ensaladas de quínoa, las deliciosas hamburguesas de frijoles o una sopa espesa de lentejas, por nombrar sólo algunas. En todo el mundo, veinte mil especies de plantas, todas comestibles, nos están esperando para explorar. De éstas, alrededor de doscientos han sido cultivadas o domesticadas. ¿Cuántas ha probado? ¿Por qué no ampliar sus horizontes y tentar a su paladar y el de su familia con recetas nuevas y emocionantes? Todo un mundo nuevo le está esperando. Entonces, empiece a experimentar.

No piense que deberá comprometerse en el gusto. Sólo encuentre los reemplazos correctos, por ejemplo, bananas o compota de manzana para huevos, o use recetas que no incluyan productos de origen animal.

10. Aptitud física mejorada

Muchas personas asumen que perderán masa muscular y energía si se abstienen de comer productos animales. Esto está lejos de la verdad. Debido a que los productos lácteos y la carne son tan difíciles de digerir, su cuerpo utiliza mucha energía para el proceso, lo que lo deja sintiéndose cansado. Una dieta basada en plantas no le impedirá alcanzar los niveles de condición física que desea alcanzar. De lo contrario; podría aumentar sus niveles de energía y su fuerza. El veganismo puede proporcionarle mucha proteína y los mejores nutrientes.

Tampoco es necesario vigilar de cerca la ingesta de proteínas; todos los alimentos vegetales contienen proteínas de alta calidad. Necesita alrededor de cuarenta a cincuenta gramos por día y pueden obtenerse fácilmente de vegetales verdes, legumbres, granos enteros, semillas y nueces. El maíz tiene un once por ciento de proteínas;el arroz, ocho por ciento; los frijoles, veintisiete por ciento, y la avena, el quince por ciento.

Una dieta vegana con un contenido bajo en grasa le ayudará a desarrollar músculos magros pero fuertes, por lo que no habrá más "abultamientos y cortes".

11. Piel bonita y mejor digestión.

Lo que muy pocas personas saben es que

estas dos cosas están estrechamente relacionadas. La leche es a menudo el peor culpable cuando se trata de acné. Los médicos, que en general se olvidan de esto, le envían a usted a casa con productos químicos agresivos y prescripciones de medicamentos en lugar de analizar su dieta. Nuestra piel refleja nuestra dieta. Si reduce o elimina todos los alimentos grasos.comolas aceites, los productos animales e incluso algunos tipos de nueces, pronto verá una gran mejora en la salud de su piel.

Las verduras y frutas ricas en agua proporcionarán a su piel ese impulso adicional: albergan altos niveles de minerales y vitaminas. La fibra ayudará a una mejor digestión, así como a la eliminación de algunas toxinas, lo que dará como resultado una piel más saludable.

12. Impulsa y mejora su estado de ánimo.

Los animales conducidos a la matanza producen una gran cantidad de hormonas del estrés y continúan haciéndolo hasta el final. Dejar la carne significa deshacerse de estas hormonas innecesarias. Tendrá un efecto inmenso en su propia estabilidad y estado de ánimo. Y eso no es todo.

Desde hace mucho tiempo, somos conscientes de que las personas con una dieta de plantas en general están en un mejor estado de ánimo. Experimentan menos ansiedad, tensión, ira, depresión, fatiga y hostilidad. Los altos niveles de antioxidantes que se encuentran en una dieta vegana, especialmente en las verduras y frutas, son la razón de este estado de ánimo mejorado. Cuando esta dieta se combina con un bajo consumo de proteínas y grasas, tiene beneficios adicionales para el bienestar psicológico.

Los alimentos ricos en carbohidratos como la avena, el pan de centeno y el arroz integral ayudan a regular los niveles de serotonina en nuestros cerebros. Como usted bien sabe, la serotonina es un importante controlador de nuestros estados de ánimo. En la escena expansiva y giratoria de los estudios neurológicos, una dieta basada en alimentos vegetales podría ayudar en el tratamiento de los síntomas de la depresión y la ansiedad.

13. Ahorra dinero

La carne es, con mucho, el componente más caro de la dieta general, mientras que una dieta vegana es extremadamente económica. Si se concentra en frijoles, granos, nueces, legumbres, semillas y las verduras y frutas que están en temporada, puede reducir a la mitad su presupuesto mensual para alimentos. Recuerde también que muchos de estos están disponibles a granel. La mayoría se pueden almacenar durante largos períodos de tiempo.

Piense cuánto puede ahorrar con esta dieta en lugar de encontrarse en un local de comida rápida por un sándwich con doble hamburguesa y lleno de ingredientes no saludables. Las opciones para una dieta vegana son muchas y se ajustan a cualquier presupuesto. Seguir una dieta saludable como esta disminuirá el riesgo de enfermedades crónicas e incluso puede prevenirlas. Por lo tanto, ahorrará mucho en medicamentos y visitas a su médico.

14. Es más fácil que nunca.

Dado que el veganismo se ha hecho popular entre muchas personas, está más disponible. Tal vez nunca lo haya notado antes, pero la mayoría de los supermercados ofrecen una gran cantidad de alimentos veganos, como el chocolate negro, las galletas Oreo, Twizzlers y el Taco. Hay una amplia variedad de salsas, mezclas y opciones a base de plantas para la leche, helados hechos con leche de coco y carne simulada, por nombrar solo algunos. Estos cambios en las preferencias culinarias de los clientes se reflejan en los datos: las ventas de productos no lácteos se han disparado, mientras que las ventas de alternativas de la carne alcanzarán los cinco mil millones de dólares para el año 2020.

En los restaurantes también se ha popularizado y muchos ofrecen platos veganos en sus menús. Visite un restaurante étnico o una cadena de comida y se sorprenderá de la variedad de deliciosos platos que se ofrecen en estos días.

[Tabla de Contenidos]

Capítulo 3

Una dieta vegana resumida

¿Qué constituye la dieta vegana?

Esta dieta consiste en alimentos derivados solo de las plantas. Un vegano no consume ni usa nada que provenga de animales. Esto incluye los huevos, la leche y la carne de los animales. Los veganos preparan y comen su comida en el mismo tipo de platos que los no veganos, por ejemplo, sopas, frituras, guisos, cazuelas y ensaladas. Su dieta incluye una gran variedad de alimentos, incluidos los favoritos tradicionales que se encuentran en versiones veganas, como pizzas, burritos, tacos, hamburguesas, barbacoas y lasaña.

¿Qué constituye una dieta vegana equilibrada y saludable?

Los 4 grupos de alimentos que conforman una dieta vegana saludable son:
• Nueces, semillas y legumbres.
• Granos
• Frutas

- Vegetales

Su edad, condición de salud y nivel de actividad determinan sus necesidades de energía y de nutrientes. Las necesidades de cada persona serán diferentes; por lo tanto, la siguiente guía debe verse sólo como un ejemplo para una dieta balanceada.

Frutos secos, semillas y legumbres

- Cuatro o más raciones diarias.

Este grupo incluye productos de soja, guisantes, frijoles, lentejas, semillas y nueces. Todos estos alimentos son ricos en nutrientes y están llenos de fibra, proteínas, antioxidantes protectores, vitaminas B, ácidos grasos esenciales y minerales.

Los tamaños de las porciones son los siguientes: cuatro onzas de tempeh de tofu, media taza de frijoles cocidos, una onza de semillas o nueces, una taza de leche de soja y dos cucharadas de semillas o mantequilla de nueces.

Granos

- Cuatro a seis raciones diarias.

Los granos integrales equipan su cuerpo con minerales, vitaminas B, antioxidantes, fibra y proteínas. Son mucho más saludables que sus contrapartes refinadas, ya que el proceso de refinamiento elimina muchos de los nutrientes. Además, los granos enteros intactos o sin cortar, como la avena, el arroz, la quínoa (que en realidad es una semilla que se usa como un grano) y el mijo tienen un valor nutricional muy superior al de las harinas hechas de granos enteros, granos enteros en copos o inflados.

Los tamaños de las porciones son: una rebanada de pan, una onzade cereal y media taza de grano cocido. Esta es sólo una guía, ya que este grupo de alimentos es bastante flexible en lo que respecta al tamaño de las porciones y puede variar su consumo de acuerdo con sus propias necesidades energéticas.

Vegetales

• Cuatro o más raciones diarias.

Debe tratar de comer una gran variedad de verduras de todos los colores cada día. Esto le proporcionará una excelente cantidad de nutrientes.

Una porción de verduras sería una taza de crudo, media taza de cocido o media taza de jugo de vegetales. Es casi imposible consumir demasiado de este grupo de alimentos, especialmente las verduras de hoja verde ricas en calcio.

Frutas

• Dos o más raciones diarias.

La mayoría de las frutas son ricas en vitamina C, especialmente las bayas y los cítricos, y la fibra y los antioxidantes están presentes en todas ellas. Las frutas enteras son más beneficiosas que los jugos; también contienen más fibra.

Una porción de fruta sería: una pieza de tamaño mediano, un cuarto de taza de fruta seca o una taza de fruta en rodajas y un cuarto de taza de jugo de fruta.

¿Qué tan saludable puede ser una dieta vegana?

En 2009, la DieteticAssociation of America publicó un artículo sobre las diferentes dietas vegetarianas en el que afirman que una dieta vegana es bastante adecuada en lo que a nutrición se refiere y que también es una dieta saludable. Continuaron diciendo que estas dietas pueden presentar beneficios para la salud y contribuir al tratamiento y a la prevención de varias enfermedades. Una dieta vegana bien equilibrada ayudará a disminuir la aparición de cáncer, enfermedades cardíacas, diabetes y obesidad.

Preste atención a estos nutrientes

Al igual que todos los demás, independientemente de la dieta que sigan, los veganos deben estar atentos y asegurarse de obtener todos los nutrientes necesarios que su cuerpo necesita para mantenerse saludable. Los más importantes a tener en cuenta son los ácidos grasos omega tres y las vitaminas D y B12.

• La vitamina B12 ayuda al cuerpo en la formación adecuada de los glóbulos rojos, con las funciones neurológicas del cuerpo y con su síntesis de ADN. Esta vitamina es producida por ciertos tipos de bacterias encontradas en la naturaleza. Obtenemos esta vitamina de las plantas que comemos, pero debido a que varían mucho en la cantidad de bacterias que contienen y porque tendemos a limpiar nuestros alimentos, no debemos confiar totalmente en esta fuente para nuestras necesidades de vitamina B12. Por lo tanto, tenemos que consumir alimentos fortificados o tomar suplementos. Puede utilizar cualquier fuente vegana de dos mil microgramos por semana como suplemento o de diez a cien microgramos por día. Si no es un fanático de los suplementos, asegúrese de consumir tres o más porciones diarias de alimentos fortificados. Estos alimentos incluyen leches no lácteas, mezclas de bebidas, cereales para el desayuno, fórmula nutricional de levadura para acompañamiento vegetariano (Estrella Roja) o sustituto de comidas o barras supletorias.

• La vitamina D, también llamada nuestra vitamina del sol, es producida por nuestra piel a partir de los rayos ultravioleta del sol. Es una hormona y desempeña un papel vital en la salud de nuestros huesos. Además, apoya la función neuromuscular inmunológica y normal. Una ingesta regular y adecuada de esta vitamina prevendrá o al menos reducirá su riesgo de ciertos cánceres, osteoporosis y varias enfermedades crónicas.

• Los niveles deficientes de vitamina D son un problema de salud en las poblaciones de muchos países de todo el mundo. Puede que no se dé cuenta, pero definitivamente no es tan fácil obtener suficiente de esta vitamina. Muchos factores pueden influir en la capacidad de nuestra piel para fabricar la hormona a partir de los rayos del sol, como la pigmentación de la piel, la ropa, las estaciones, la protección solar, la latitud y la contaminación del aire, entre otros. Además, se encuentra en muy pocos alimentos. Es por eso que todas las personas, incluidos los veganos, deben asegurarse de ingerir grandes dosis de vitamina D. Investigaciones recientes encontraron que incluso la cantidad recomendada podría no ser suficiente para muchas personas. La sugerencia es tomar de uno a dos mil UI o unidades internacionales diariamente. Esto dependerá, por supuesto, de las diversas necesidades de los diferentes individuos.

Los suplementos de vitamina D se presentan en las siguientes tres formas: ergocalciferol (Vegan D2) que se elabora con levadura o es un producto sintético, D3 vegano de liquen o colecalciferol (D3 no vegano) que se hace con lanolina, la cual se encuentra en la lana de oveja.

• Los ácidos grasos omega tres son esenciales para el funcionamiento óptimo de nuestros cerebros, el estado de salud de nuestros corazones y el desarrollo de los bebés y niños. ALA (alphalinolenicacido ácido alfa linolénico) es uno de estos ácidos grasos que en parte se convierten en EPA y DHA en nuestros cuerpos. Se puede encontrar en una serie de plantas comestibles como los productos de lino y el cáñamo, nueces, verduras de hoja verde y aceite de canola. Dos a cuatro gramos de este ALA deben consumirse diariamente.

Lo siguiente es una indicación de los

tamaños de porción y la cantidad en gramos de ALA que contiene:
- Dos tazas de verduras mixtas - 0.2
- Media taza de tofu firme - 0.7
- Una cucharada de aceite de canola - 1.6
- Un cuarto de taza de nueces - 2.7
- Dos cucharadas de linaza molida - 3.8
- Dos cucharadas de linaza entera - 5.2
- Una cucharada de aceite de linaza - 8.0

¿Qué hay de la proteína?

Todos sabemos que la proteína ayuda a desarrollar huesos y músculos saludables, repara tejidos, mantiene saludable nuestro sistema inmunológico y mucho más. Entre el diez y el veinte por ciento de las calorías en los alimentos vegetales como las verduras, los granos y las legumbres provienen de proteínas, pero los humanos sólo necesitamos entre el diez y el quince por ciento de este tipo de calorías, por lo que no es difícil cumplir con los requisitos necesarios al comer una buena variedad de alimentos vegetales. No hay necesidad de "complementar" nuestras proteínas vegetales porque nuestros cuerpos almacenan los aminoácidos necesarios para fabricar proteínas completas desde nuestras comidas durante el día.

El género y la edad determinarán la cantidad recomendada de proteínas, y otros factores como el embarazo, el estado de salud y los niveles de actividad también desempeñarán un papel importante. Si desea tener una idea general de su ingesta diaria requerida de proteínas en gramos, multiplique su peso (medido en libras) por 0.36. Por ejemplo, un adulto que pese ciento cincuenta libras necesitará alrededor de cincuenta y cinco gramos de proteínas.

El siguiente es un ejemplo de un plan de comidas que le dará setenta y siete gramos de proteína, más de lo que la mayoría de las personas necesitan.

Desayuno:
- Avena, una taza y media - 9 g, más nueces 1 oz - 4 g, más canela
- Banano pequeño - un g

Almuerzo:
- 3 frijoles de chile, una taza y media - 16 g
- Pan de maíz jalapeño, 1 pieza con

extensión de arce - 2 g
• Ensalada de verduras 2 tazas - 4 g
Cena:
• Patata dulce, bokchoy, cebolla, brócoli salteado, 2 tazas - 5 g
• Tofu al horno con sésamo y naranja 4 oz - 7 g
• Arroz integral 2 tazas - 9g
Aperitivos:
• Mantequilla de maní 2 cucharadas - 8 g y galletas de grano entero - 3 g
• Fruta - 1g
• Mezcla de frutos secos 2oz - 8g

¿Qué tal el calcio?

En el reino vegetal, el calcio se encuentra en abundancia en la naturaleza. Por lo tanto, los alimentos vegetales enteros pueden satisfacer todas nuestras necesidades en este sentido. De lo contrario, se pueden consumir alimentos que están fortificados con calcio. Un adulto necesita alrededor de mil mg diarios, pero variará según la etapa que haya alcanzado en su ciclo de vida. Seleccione varios alimentos ricos en calcio de cada grupo para incluirlos en su dieta diaria. Las plantas con alto contenido de calcio son: higos, verduras de hoja verde, sésamo, almendras (y otras nueces), tofu de calcio, frijoles, yogurt no lácteo, cereales para el desayuno, productos de soja y jugo de frutas (todo fortificado).

La siguiente es una lista de tamaños de porciones y la cantidad de calcio en mg que contienen:

• Media taza de tofu de calcio - entre 140 y 420
• Una taza de leche de soja, fortificada - entre 200 y 370
• Una taza de hojas verdes cocidas - entre 270 y 360
• Zumo de naranja, fortificado - entre 300 y 350.
• Una taza de yogurt de soja - entre 150 y 350
• Una taza de amaranto cocido - 275
• La mitad de un puñado de brócoli cocido o Rapini - 260
• Dos cucharadas de semillas de sésamo sin pelar - 175
• Una cucharada de melaza blackstrap -

entre 80 y 170
- Una taza de alubias cocidas - 160
- Una taza de bokchoy cocido - 110
- Una onza de almendras – 70

[Tabla de Contenidos]

Capítulo 4

Cómo hacer la transición al veganismo

Después de leer los primeros tres capítulos, ha llegado a la conclusión de que será beneficioso para usted cambiar a un estilo de vida vegano. Pero ahora, ¿cómo hacerlo? Puede parecer una tarea desalentadora en este momento, pero cambiar su dieta en realidad no es para nada aterrador. El secreto es dar "pequeños pasos". Concéntrese en un pequeño ajuste, luego en el siguiente, y muy pronto la progresión se volverá natural. Mientras realice los cambios a su ritmo individual y siga un método adecuado a sus necesidades, será mucho más fácil de lo que haya imaginado. Ahora le proporcionaré algunos consejos e ideas para ayudarlo con este proceso, pero recuerde ajustarlos para que se ajusten a sus necesidades específicas.

Recopile suficiente información

No comience la transición antes de estar

completamente informado y seguro de que conoce y comprende a fondo el veganismo. Esto evitará dudas y se sentirá mucho más preparado para el cambio de estilo de vida en el que se está embarcando.

• Lea sobre los muchos beneficios del veganismo y aprenda sobre los costos y las prácticas detrás de la fabricación de todo tipo de productos derivados de animales. Tienes que determinar por qué quiere ser vegano; Esta será su fuerza motriz.

• Averigüe cómo usar una dieta basada en plantas para nutrir el cuerpo de manera óptima.

• Empiece a leer las listas de ingredientes de los productos. Usted necesita saber si los productos son veganos o no. Asegúrese de que conoce todos los derivados menos conocidos de los animales que pueden aparecer en los ingredientes.

• Inspeccione su tienda local en busca de sus productos veganos y ubique los restaurantes veganos y las tiendas especializadas en su área.

• Observe, lea mucho, investigue y

aprenda. Busque información y opiniones en libros veganos, documentales, sitios web, revistas, foros, blogs y hable con veteranos veganos. Existe una gran cantidad de información y conocimientos que pueden ser invaluables para que se sienta seguro acerca de su transición.

Añada a su dieta existente antes de restar de ella

• Explore la preparación, usos y almacenamiento de ingredientes como los granos enteros, las nueces, las legumbres, los frijoles, el tofu y las semillas y comience a incorporarlos en sus comidas. Asegúrese de que está lo suficientemente familiarizado con estos artículos.

• Recolecte recetas veganas y comience a experimentar con ellas para descubrir qué le atrae.

• Cambie su leche por una alternativa que no sea láctea, como la soja o la almendra.

La mayoría de la gente considera que este es un cambio fácil de hacer, pero como hay muchas opciones, tiene que encontrar sus propias favoritas.

Busque y tenga en cuenta su motivación más fuerte para el cambio

Adoptar una alimentación y un estilo de vida veganos es muy diferente de simplemente seguir una nueva dieta. Las personas que siguen dietas a menudo hacen trampa o se desvían de su plan, pero el veganismo es un juego de pelota completamente diferente. El veganismo es más que una dieta: es una nueva forma de ver las cosas y, una vez que se haya comprometido, no querrá volver a desviarse de él fácilmente.

Por lo tanto, es muy importante que esté familiarizado con los beneficios para la salud y los efectos adversos que todos los productos animales pueden tener en el medio ambiente, su salud y la humanidad en general. Una vez que se dé cuenta de esto, normalmente no querrá volver a su antiguo estilo de vida.

Mantengasu actitud positiva

Concéntrese en todos los deliciosos alimentos nuevos que está probando en lugar de pensar en aquellos que está descartando de su dieta. Será una grata sorpresa descubrir cuán numerosas son realmente sus opciones. Tal vez descubra que muchos de sus viejos favoritos ya vienen en una versión vegana y que hay cientos de platos internacionales interesantes adecuados para una dieta vegana. Incluso puedeconvertir sus viejos favoritos en platos veganos para usted. Por lo tanto, mantenga la emoción y concéntrese en su nueva aventura culinaria.

Comience a planificar su transición

Ahora tiene que ponerse realmente a trabajar y decidir qué manera de volverse vegano funcionará mejor para sus necesidades. Estas son algunas de las opciones más comunes:

De vegetariano a vegano

• Cambie a una dieta vegetariana y luego progrese hacia el veganismo. Esto se puede hacer todo de una vez en un salto o puede dejar los huevos y los productos lácteos uno por uno.

Del omnívoro al vegano, una transición

lenta.

- Aleje los productos animales de su dieta lentamente. Comience con los que son fáciles y deje las opciones más difíciles para el final.

Reduzca gradualmente la ingesta de producto animal.

Disminuya lentamente la ingesta de productos animales, a la vez que aumenta el consumo de alimentos vegetales. Siga con este proceso hasta que todos los productos provenientes de animales hayan sido eliminados.

Vegano "todo fuera"

- Expulse todos los ingredientes derivados de los animales de su dieta e incorpore frijoles, granos enteros, tofu, semillas, nueces y legumbres en todas sus comidas.
- Intercambie cada ingrediente no vegano por la alternativa vegana. Las personas a menudo encuentran que comer hotdogs, hamburguesas, quesos y comida chatarra veganos es una gran ayuda en la transición cuando deciden eliminar todos los productos animales de sus dietas inmediatamente.

Pautas e ideas para diferentes enfoques

Ahora quiero proporcionarle algunas pautas e ideas para cada uno de los enfoques mencionados anteriormente. Seleccione el que más le atraiga personalmente y adáptelo a su medida.

De vegetariano a vegano.

• Comience por eliminar los productos cárnicos de su dieta, esto también incluye aves de corral y pescado. No coma más lácteos y huevos para reemplazar la carne, más bien aumente su ingesta de fuentes de proteínas que están basadas en plantas.

• Lea las etiquetas de los ingredientes con cuidado y evite todo lo que contenga cuajo, gelatina y otros productos de animales, excepto los huevos y los productos lácteos.

• Tal vez ya lo haya hecho, pero recuerde incorporar más frijoles, granos enteros, tofu, semillas, nueces y legumbres en sus comidas.

• Tan pronto como se sienta cómodo para proceder, comience a eliminar los huevos, los lácteos y la miel. Tómelo con calma, no hay restricción de tiempo, y aborde los grupos de alimentos uno por uno, a su propio ritmo.

Del omnívoro al vegano, una transición lenta.

- Comience por eliminar sus productos animales menos deseados.
- Ahora incorpore más frijoles, granos enteros, semillas, tofu, legumbres y nueces mientras elimina más productos de origen animal, especialmente los que realmente no echará de menos.
- Puede comenzar gradualmente a excluir un alimento o grupo de alimentos o disminuir su consumo de productos animales.
- Concéntrese en los alimentos de barrera sólo después de sentirse completamente cómodo y feliz con todos los demás cambios que ha realizado en su nueva dieta.
- Lea las listas de ingredientes; Comience por evitar los productos animales menos obvios y notables uno por uno. De lo contrario, puede decidir pasarlos por alto

por ahora y comenzar por eliminar los productos derivados de animales más obvios, como mariscos, carne, huevos, productos lácteos, etc. Una vez que lo haya logrado, continúe con la eliminación de los productos menos obvios.

Volverse vegano "todo fuera"

Tal vez es una de esas personas valientes que siempre saltan a la derecha. Bien, ¿entonces por qué esperar? Sólo siga educándose para estar cien por ciento preparado para el salto. Asegúrese de aprender sobre lo siguiente:

• Cómo obtener la nutrición óptima en su dieta vegana.

• ¿Cómo puedo saber si algo es vegano?

• ¿Cómo preparo una lista de compras saludable y bien equilibrada para veganos?

• Veganismo en un presupuesto.

• Preguntas frecuentes para veganos principiantes.

Ya he mencionado que algunas personas tienen la opción de contar con sustitutos veganos de sus antiguos favoritos al principio. Estos son generalmente ricos en proteínas, fortificados con minerales y vitaminas, fáciles y rápidos de preparar, familiares y deliciosos. Sin embargo, debo señalar que algunos de los hotdogs veganos, hamburguesas vegetarianas, rebanadas de delicatessen y otros están altamente procesados. Intente disminuir gradualmente el consumo de estas opciones fáciles a medida que se va adaptando a su nuevo estilo de vida. Pueden consumirse con moderación, a veces, pero nunca deben ser la fuente principal de minerales, proteínas y vitaminas de su dieta.

El veganismo es un estilo de vida de compasión, no meramente una dieta. La parte más desafiante del veganismo es la transición; por lo tanto, le he dado algunas pautas a seguir. Sin embargo, estos son sólo en lo que se refiere a su dieta. Debe seguir esto eliminando también el uso de todos los demás productos derivados de animales, como la ropa, los zapatos, el maquillaje y los artículos para el hogar.

Las barreras alimenticias y la idea de todo o nada

Es perfectamente normal temer los antojos de sus alimentos favoritos y la idea de tener que renunciar a ellos cuando se vuelve vegano. Usted, como todo el mundo antes que usted, enfrentará sus propias dificultades, pero no es necesario que sean barreras inquebrantables. La mayoría de las personas hacen el cambio al veganismo por razones éticas y no porque disfruten del sabor de los alimentos derivados de animales. Puede que le resulte extraño, pero es cierto que hay muchos veganos que realmente aman el queso.

Muchas personas descartan la idea de volverse veganos por miedo; solo pueden pensar en ese tipo de comida que extrañarán tanto. Otros se embarcan en el viaje, pero tiran la toalla por la misma razón. Esto ocurre principalmente cuando las personas han intentado saltar al veganismo sin la preparación adecuada o procedieron demasiado rápido. Para que sea sostenible tiene que ir a su propio ritmo; uno con el que se sienta cómodo.

Los siguientes son algunos métodos para enfrentar las barreras alimenticias de manera efectiva:

• Familiarícese con las prácticas relacionadas con la producción de sus alimentos favoritos.

• Investigue los detalles de esta producción de alimentos. A menudo, esto será suficiente para convencerlo de lo razonable de su decisión de desechar este alimento en particular.

• Elimine de su dieta todos los alimentos de barrera que consuma. La mayoría de las veces, estos antojos sólo se sienten durante unas pocas semanas después de las cuales disminuyen.

• Reemplace lentamente sus favoritos por sus alternativas veganas. Con algunos alimentos necesitará más tiempo para acostumbrarse, como el yogur y el queso, así que no tenga prisa en sustituirlos; Prefiera ir sin ellos mientras tanto.

• Tendrá que experimentar con las diferentes opciones para descubrir cuál de los productos le gusta más y también probar diferentes formas de prepararlos. A través del prueba y error, pronto establecerá cuáles son sus favoritos.

Céntrese en los alimentos de barrera al final

Si está ansioso por adoptar el veganismo pero teme la idea de renunciar a un alimento específico y cree que no podrá hacerlo, siga adelante con la transición, pero deje ese alimento específico hasta el final. Una vez que lo aborde, hágalo muy lentamente y de manera controlada. Tómese un par de semanas, incluso más si es necesario. A estas alturas, ya ha completado la mayor parte del proceso de transición y probablemente encontrará que es mucho más fácil excluir su antiguo y muy querido alimento de lo que había anticipado.

Tal vez esa comida de barrera sea un obstáculo que simplemente no puede despejar y le impide lograr un estilo de vida cien por ciento vegano. ¡No se desespere! Simplemente no permita que eso se interponga en su forma de minimizar su consumo de productos derivados de animales en la medida de lo posible. Renuncie tanto como le sea posible y, de vez en cuando, permítase una excepción, como una cena navideña, un restaurante favorito o una comida.

Adoptar un estilo de vida cien por ciento vegano es en lo que debería esforzarse y ver como el objetivo final. Sin embargo, sería simplemente tonto renunciar a sus esfuerzos sólo porque no puede separarse del queso o el tocino. No se etiquete ni se defina por la dieta que está siguiendo; sería deconstructivo, y este enfoque de "todo o nada" no le hará ningún bien. Si sólo es capaz de vivir una vida vegana permitiendo cierta flexibilidad, entonces eso es lo que debe hacer. Esta perspectiva ayudará a hacer del veganismo una idea menos desalentadora y permitirá que otros lo encuentren más accesible.

Recordatorios y sugerencias útiles

Recuerde que cada poquito cuenta. Independientemente de si se convierte en vegetariano o vegano, o simplemente decide reducir su ingesta de alimentos derivados de animales, está en el camino correcto. No se deje engañar por la idea de una etiqueta que lo defina. Usted no es su dieta; Es mucho más que eso.

Convertirse en vegano no es tan difícil como la mayoría de la gente piensa, pero existen habilidades para lograr el éxito, y ciertas curvas de aprendizaje a seguir. Por lo tanto, nunca se sienta abrumado, tómese todo el tiempo que necesite y espere algunos errores en el camino. Aprenderá de estos contratiempos y luego podrá seguir adelante.

[Tabla de Contenidos]

Capítulo 5

Cómo hacer un presupuesto para un estilo de vida vegano

Independientemente de sus ingresos, definitivamente es posible adaptar su estilo de vida vegano para que se ajuste a su presupuesto. El mito de que el veganismo es costoso es totalmente infundado. La verdad sea dicha, lo contrario es verdad; las dietas veganas se pueden acomodar a cualquier restricción presupuestaria. Los productos que componen los alimentos básicos de las dietas veganas típicas son todos muy asequibles. Por ejemplo: granos, semillas, frijoles y legumbres. Es posible hacer muchas comidas veganas deliciosas sin gastar en exceso. Algunas de las que son asequibles y sabrosas que no le costarán un brazo o una pierna son caldos o sopas cremosas, curry de verduras con tofu o arroz, verduras salteadas, ensaladas, platos de pasta, sándwiches y chiles de alubias y vegetales.

Si su cambio al veganismo le ha inspirado a comer comidas más sanas, puede sentirse tentado a probar los "súper alimentos" que están disponibles. Es una idea maravillosa, pero estas comidas caras seguramente no sean su única opción para una dieta vegana equilibrada y saludable. En este capítulo, le daré algunas ideas que le ayudarán a ahorrar mucho dinero mientras sigue su nuevo plan alimentario saludable.

Siempre compare precios

En general, las tiendas de comestibles muestran los precios unitarios de sus artículos, pero a menudo también mencionan el costo en peso de ciertos productos. No se deje engañar por los precios unitarios; compare los precios de los envases de diferentes tamaños usando su costo en peso. Encontrará que el paquete más barato puede resultar el más caro por peso. También compare precios entre diferentes marcas para el mismo artículo.

Congelado versus fresco

Si le gustan los batidos, agregar mucha

fruta a su avena o usar fruta en su horneado, entonces debería considerar comprar el producto congelado. Sin embargo, tenga cuidado al comparar los precios, ya que las frutas congeladas a veces son más costosas que las frescas. Si su tienda tiene una fruta especial fresca, compre la suficiente y luego congélela usted mismo. Funciona bien con bananas, bayas y otros tipos de fruta que se utilizan en los batidos. Probablemente no sepa que las frutas congeladas tienen un valor nutricional más alto que las frescas porque se congelan en su punto máximo de maduración. Tampoco pierden ningún nutriente debido al tiempo de transporte como sus contrapartes frescas en su camino hacia la tienda de comestibles. Tampoco se pierden nutrientes durante el proceso de congelación.

A granel versus envasado

Una manera maravillosa de ahorrar su dinero duramente ganado es comprar artículos al por mayor, especialmente aquellos que vienen en paquetes más

pequeños y se usan en pequeñas cantidades. Los paquetes grandes suelen ser más baratos por peso. Los grandes alimentos para obtener a granel incluyen:
• Hierbas y especias.
• Semillas y frutos secos.
• Granos.
• Harinas.
• Artículos de aperitivos.
• Frutos secos (asegúrese de que estén empaquetados casi herméticamente y que no se encuntren demasiado secos).
• Artículos nuevos para usted que son más caros (pruébelos antes de comprarlos o puede terminar con algo que realmente no le gusta).

Orgánico versus no orgánico

Normalmente, los alimentos orgánicos son más caros, por lo que es su elección, ya sea que los compre o no. Incluso si no está realmente interesado en productos orgánicos, revise esa sección de vez en cuando. Es posible que encuentre algo a la venta que realmente resulte más barato que el que generalmente compra.

Marca de renombre versus marca genérica

Siempre vigile las marcas genéricas cuando vaya de compras; por lo general, son más baratas y pueden ahorrarle mucho dinero a largo plazo. Los artículos a tener en cuenta son:

• Pasta.

• Suministros para hornear como levadura en polvo, sal, bicarbonato de sodio, almidón de maíz, harinas, etc.

• Avena.

• Semillas y frutos secos.

• Fruta seca.

• Arroz.

Compare diferentes tiendas de comestibles

Puede comparar fácilmente los precios de todas las tiendas de comestibles de su área en línea y sólo así anotar su lista de compras en consecuencia. Si tiene la suerte de tener algunas tiendas ubicadas cerca de su hogar o en su lugar de trabajo, considere comprar en ellas cuando tengan ofertas. Esto puede llevar más tiempo, pero se irá a casa con más dinero en su bolsillo del que presupuestó. El mejor momento para realizar compras de ofertas es temprano por la mañana para asegurarse de que aún tenga las mejores opciones antes de que todo se haya agotado.

Considere la posibilidad de ser miembro de un buen mayorista

Realmente vale la pena obtener una tarjeta de membresía en una buena tienda mayorista, incluso si tiene una familia pequeña o vive solo. Sin embargo, antes de comprar su membresía, visite la tienda con un amigo o conocido que ya sea miembro para ver lo que tienen en sus estantes y decidir si se ajustará a sus necesidades. Cuando compre para pocas personas, no se sienta tentado a llevar demasiado; concéntrese en los artículos no perecederos y verifique las fechas de caducidad.

Esto evitará el desperdicio. Los alimentos para comprar en un mayorista incluyen:
• Granos.
• Verduras y frutas congeladas.

- Aceites de cocina.
- Cereales como granola, avena, etc.
- Pan (extras pueden ser congelados).
- Semillas y frutos secos.
- Mantequilla de nuez.
- Suministros para hornear.
- Galletas, barras de proteína, patatas fritas y otros bocadillos veganos.
- Hummus

Busque opciones más baratas de súper alimentos y productos de alimentos especiales veganos

Consiéntase de vez en cuando con uno de estos artículos más sofisticados, especialmente después de que haya ahorrado en su presupuesto al comprar en grandes cantidades o en una oferta. Pruebe algo nuevo para divertirse.

Rebajas en tiendas de comestibles

Siempre visite las secciones marcadas de sus tiendas de comestibles para aprovechar sus descuentos del veinticinco y cincuenta por ciento. Muchas tiendas realmente reducen sus costos durante la tarde antes de cerrar, mientras que otras lo hacen justo antes de abrir, así que averigüe cuándo tendrá lugar para permitirle estar allí en el momento adecuado y obtener el mejor producto.

Si vive en un área rural o en una ciudad con una comunidad vegana o vegetariana pequeña, es posible que los sustitutos veganos y los alimentos especiales sean más caros. Afortunadamente, la tasa de entrega será más lenta y habrá más oportunidades para ofertas especiales y ventas de liquidación. Verifique las fechas en los artículos que le interesan y devuélvalos uno o dos días antes de la fecha de caducidad. Puede averiguar con el gerente cuánto tiempo les queda antes de que alcancen su "mejor día antes" de que sean marcados para que pueda visitar la tienda en ese momento.

Mayoristas

Como mencioné anteriormente, debe considerar comprar una tarjeta de membresía para un mayorista. Ahorrará mucho en artículos tales como alimentos de conveniencia, barras veganas, bocadillos, mantequillas de nueces, corazones de cáñamo y semillas de chía, así como otros súper alimentos.

Minoristas en línea

Se pueden encontrar muchos descuentos y ofertas en línea, así que investigue y utilice estas opciones. Los sitios para visitar son iHerb y BetterHealth Store, especialmente para suplementos, alimentos especializados y artículos para el cuidado personal. Los códigos de cupón, las ventas y las referencias son excelentes para ofertas incluso más baratas.

Prepare y cocinesu propia comida

Prepare sus comidas de conveniencia en casa

Todos sabemos que las comidas y los alimentos preenvasados son más costosos que los cocinados en casa. Entonces, realmente puede ahorrar mucho dinero preparando y cocinando sus propios bocadillos y comidas. ¿A menudo se encuentra en una situación en la que se queda sin tiempo y tiene que comprar comida rápida? Considere comprar una lonchera bien aislada del tamaño adecuado para empacar sus bocadillos y almuerzos hechos en casa. Incluso puede utilizar la bolsa reutilizable que usa para sus comestibles en lugar de comprar una nueva y costosa lonchera. Congele una botella de agua para mantener su comida fresca hasta que la consuma. Luego, también podrá disfrutar del agua fría para calmar su sed. Con un poco de planificación, puede reducir sustancialmente los gastos en alimentos.

Concéntrese en alimentos integrales para su dieta

Afortunadamente para los veganos, la mayor parte de sus alimentos básicos son realmente asequibles, como frutas y verduras congeladas y frescas de temporada, frijoles, granos enteros, nueces, tofu y legumbres. Tenga en cuenta todos los consejos anteriores cuando haga sus compras para garantizar que consigue los alimentos al precio más bajo posible.

- Verduras y frutas: seleccione aquellos artículos que están en temporada o en oferta. Si encuentra una buenarebaja, compre en cantidad; puede congelar lo que no use inmediatamente. Mantenga sus ojos bien abiertos sobre las rebajas y las ofertasde los productos congelados, también.
- Granos: busque las marcas de las tiendas, así como las cajas de tamaño económico y las bolsas de pastas de trigo integral y arroz integral. Cuando compre productos horneados, busque rebajas, buenas ofertas y descuentos. Compre, guarde y congele; si solo saca lo que usará al día siguiente, evitará el desperdicio y ahorrará dinero. También almacene sus tortillas, panes, magdalenas, muffins ingleses, etc. en su congelador y descongele sólo lo que necesitará diariamente. Si sigue esta simple regla, nada se desperdiciará.
- Legumbres y frijoles: estos artículos suelen ser bastante asequibles. Trate de usar frijoles secos y conserve los productos enlatados más costosos sólo por

conveniencia. Aunque son más costosos, siguen siendo una opción viable, pero recuerde que cuando compre alimentos enlatados, siempre debe elegir los que tengan la menor cantidad de sodio. El tofu fresco es otro alimento económico si lo encuentra entre los productos de venta a granel, ya que se puede congelar con éxito. Su textura se vuelve un poco más fibrosa y funciona de maravilla cuando se usa para sustituir la carne molida utilizada en las recetas de pasta o chile.

• Semillas y nueces: compre estos artículos a granel y empaque de acuerdo a sus necesidades. Siempre revise la fecha de vencimiento para asegurarse de no comprar más de lo que puede usar; ahorrará dinero al comprar la bolsa más grande disponible, por lo que no necesita perder dinero desperdiciando alimentos que no puede consumir a tiempo. Recuerde que las semillas y los frutos secos también se pueden congelar.

• Evite los sustitutos veganos: los quesos veganos y los sustitutos de la carne a menudo tienen el mismo precio que sus equivalentes no veganos de calidad media.

• Si compara sus volúmenes, encontrará que los sustitutos son más caros. Esté al tantode los descuentos y ofertas; ese es el momento adecuado para invertir en este tipo de alimentos. Si es apropiado, congélelos o úselos sin demora. Encuentre una buena receta y haga usted mismo sus hamburguesas veganas; son más nutritivas, más baratas y más frescas que la mayoría de las hamburguesas vegetarianas que puede comprar en la tienda.

Aproveche al máximo su viaje a las tiendas

Almacenamiento de alimentos básicos

Si encuentra alimentos que sabe que consumirá antes de que caduquen, compre en volumen. Busque las fechas en los paquetes. Si un alimento es una buena compra, lleve más de un paquete si la fecha de vencimiento lo permite. Las leches no lácteas que se pueden mantener en el estante son un gran ejemplo, ya que tienen una fecha de vencimiento de un mes si no se abren.

Programe sus viajes de compras

Elabore un horario que se adapte a sus necesidades y luego cúmplalo. Si decide comprar comestibles cada siete días, planifique comprar lo suficiente para que no tenga desperdicios. Guarde todos sus recibos para hacer un seguimiento de qué y cuánto compra en cada viaje de compras. Si lo hace de esta manera, no se agotará ni se llevará de más ningún artículo. Muy pronto sabrá exactamente qué artículos eliminar o reducir en cantidad durante sus compras y cuáles agregar a su lista.

Construyasu propia lista de presupuestos para comestibles

Una dieta vegana tiene muchos beneficios y uno de ellos es el hecho de que no es necesario tener que comprar tantos ingredientes de lujo y "súper alimentos". Con un presupuesto asequible puede disfrutar de comidas deliciosas y saludables; todo lo que necesita es un poco de dedicación y planificación. Calcule su presupuesto para el gasto en alimentos y luego no sobrepase esa marca. A mí me parece que es útil contar en mi cabeza a medida que avanzo durante mi viaje de compras para garantizar que no termine gastando el doble de mi presupuesto para la semana.

Los consejos mencionados anteriormente deberían mantenerlo en el camino correcto. Quédese con los alimentos básicos como frijoles, granos enteros, verdurasy frutas congeladas y frescas, tofu, semillas, nueces y legumbres. Pronto encontrará de un suspiro la creación de su lista de presupuesto personal para las compras que necesita.

¿Qué tipos de alimentos y comidas se pueden preparar en un presupuesto?
- Ensaladas.
- Platos de pasta.
- Frituras.
- Wraps y sándwiches.
- Chile.
- Sopas.
- Cuencos de burrito.
- Mantequilla de maní y manzanas.
- Sándwiches de plátano con mantequilla de maní.

- Verduras y hummus.
- Batidos.
- Patatas fritas al horno.
- Patatas al horno.
- Avena con aderezos.
- Panqueques
- ¡Y mucho más!

[Tabla de Contenidos]

Capítulo 6

Preguntas frecuentes

1. ¿Es difícil volverse vegano?

Puede que le resulte difícil si lo hace por el camino equivocado. Si intenta hacer el cambio demasiado rápido y se esfuerza por lograr un estándar muy alto desde el principio, puede encontrar dificultades. Es importante realizar los cambios a un ritmo que le convenga. También realice los cambios en su estilo de vida de una manera que lo haga sentir cómodo. Lo ideal es que desee eliminar por completo los productos animales de su dieta, pero mientras tanto, cualquier recorte le pondrá en camino hacia ese objetivo. Adoptar un estilo de vida vegano lleva tiempo y es un proceso continuo. Todos lo harán a su propio ritmo, así que recuerde que cada paso que dé hacia el veganismo es positivo.

Concéntrese en abstenerse de todos aquellos productos por los que se cría y sacrifica a los animales. Los productos derivados de animales estarán con nosotros hasta que cese la demanda de lácteos y carne primaria. En lo que respecta a los artículos con cantidades más pequeñas de subproductos animales, cada vegano tendrá que tomar su propia decisión y decidir qué es lo que encuentra aceptable o no. Le daré un ejemplo: puede evitar el pan horneado con suero cuando hace sus compras, pero en una cena puede comer pan sin preocuparse por sus ingredientes. Este tipo de compromisos en realidad puede animar a otros a seguir una dieta vegana, porque les hace darse cuenta de que realmente no es tan difícil vivir como vegano.

2. ¿Es caro ser vegano?

Es cierto que algunos de los sustitutos de los lácteos y la carne pueden ser caros, pero hay muchos productos para veganos que son bastante económicos, como la harina de avena, panecillos, mantequilla de maní, pasta, pan, tortillas, salsa de tomate, frijoles, patatas, arroz. , así como productos comunes. El mercado vegano (y vegetariano) está creciendo rápidamente y esto permite una mayor competencia e innovación con una mayor disponibilidad de productos veganos que a su vez reducen los costos.

3. ¿Son aceptables los alimentos veganos al 99%?

A veces, encontrará productos en la estantería con una etiqueta vegana, pero con otra que indica que es noventa y nueve por ciento sin lácteos. Por lo general, esto significa que estos productos se fabricaron con máquinas o equipos que también se utilizan para la producción de alimentos lácteos. Por lo tanto, puede haber rastros persistentes de leche en las máquinas. Algunas personas son muy alérgicas a los productos lácteos; por lo tanto, el fabricante no puede arriesgarse a afirmar que sus productos están cien por ciento libres de rastros lácteos. La única alternativa es limpiar la maquinaria con vapor antes de hacer los chips de algarroba, y esto no contribuirá al avance de la causa del veganismo porque no se están explotando animales en este proceso. Lo contrario es cierto; el costo de estos chips aumentará y será menos tentador para los clientes veganos y los consumidores en general.

4. ¿Cuáles son los ingredientes animales escondidos?

La lista es larga, por lo que se recomienda que los prospectos veganos se concentren en los ingredientes más obvios que en tratar de leer cada pieza de información y simplemente se empantanen y frustren. No se sobrecargue con demasiados detalles porque perderá el punto del verdadero veganismo.

5. ¿Cuál es la opinión sobre la seda y la miel?

Cada persona tiene su propia definición de veganismo. Los insectos se consideran animales, por lo que todos los productos derivados de ellos, como la seda y la miel, generalmente no son apropiados para los veganos. Dicho esto, debo señalar que hay muchos veganos que no tienen ninguna objeción sobre los productos derivados de insectos porque creen que los insectos no son conscientes de ningún dolor. Realmente depende del individuo ya que el debate es continuo. Si su huésped es vegano o está etiquetando alimentos aptos para veganos, más vale prevenir que lamentar: evite los productos de insectos como la miel.

6. ¿Cómo le hago frente a las alergias alimentarias?

Si es alérgico al trigo o sufre de intolerancia al gluten, no tema. Hay muchas alternativas que son saludables y adecuadas para un vegano. De hecho, los productos como el mijo y la quínoa son más superiores en valor nutricional que el trigo.

Anteriormente, los productos como las galletas y el pan se hacían solo con variedades de trigo, pero ahora están disponibles libremente sin gluten ni trigo. Incluso la alergia a la soja ya no es un problema; es sólo uno de los numerosos alimentos adecuados para los veganos. Las alternativas a base de soja para la carne deben ser sustituidas en este caso por las variedades a base de trigo o nueces como el seitán. Muy pocas personas son intolerantes a todas las semillas y nueces, así que averigüe exactamente a cuáles es alérgico y no las consuma. Muchos sustitutos son adecuados para el uso en recetas, así como en alimentos, como mezclas de frutos secos, mantequillas y semillasde nueces y granola.

7. Me sentí insalubre en mi dieta vegana. ¿Qué salió mal?

Cualquier cambio en la dieta puede afectar su digestión y su salud, haciendo que se sienta fatigado o propenso a los antojos. Cuando reemplaza la comida chatarra con alimentos de origen vegetal y elimina algunos productos animales de su dieta, su cuerpo podría comenzar a quejarse. Cualquier cambio importante en la alimentación causará algunas molestias corporales por un tiempo, especialmente si aumenta drásticamente su consumo de fibra durante un período de tiempo corto. Esto debería ser temporal, por lo que si los síntomas persisten por más de tres días, consulte a su médico para eliminar cualquier condición de salud accidental.

Incluso las mejores intenciones de cambiar a una dieta vegana pueden ser contraproducentes si su dieta no resulta estar bien equilibrada. Un error común que muchos veganos primerizos cometen es comer menos calorías de las necesarias. Las dietas veganas suelen ser voluminosas, incluso más cuando se concentran en frutas y verduras crudas frescas; su plato debe estar lleno y rebosante de comida. Pero es posible que aún no consuma suficientes calorías y eso le hará sentir cansado, irritable y hambriento.

8. ¿Es posible comer demasiado?

Demasiado de algo bueno ya no es tan bueno. Entonces, sí, definitivamente es posible consumir demasiado de un alimento. Los veganos tienden a consumir una gran cantidad de soja procesada porque les gusta la textura y los sabores que imitan a los lácteos y la carne. Si su ingesta de soja es demasiado alta, significa que reemplaza algunos otros alimentos y, por lo tanto, el equilibrio de su dieta se ve comprometido. Una ingesta diaria de no más de dos porciones de soja procesada es aceptable. Los productos de soja menos procesados o fermentados son: edamame, tempeh, miso, leche de soja de frijoles orgánicos fortificada y tofu son la opción más saludable.

[Tabla de Contenidos]

Conclusión

Si tenía alguna duda al principio, estoy seguro de que ahora está más convencido de que una dieta y un estilo de vida veganos pueden ser la opción para usted y para todos los demás. Ahora ya sabe lo fácil que es hacer estos cambios en su dieta y cómo realizarlos de una manera práctica con la que se sienta cómodo. Entrará en este nuevo estilo de vida gradualmente y a un ritmo que no le dejará abrumado. Se le ha proporcionado toda la información para garantizar que su nueva dieta sea equilibrada y contenga todos los nutrientes que su cuerpo necesita. Su salud mejorará, dormirá mejor y no ganará peso innecesario porque su cuerpo está obteniendo la mejor nutrición posible para funcionar de manera óptima.

Descubrirá nuevos alimentos y recetas que no sabía que existían y se embarcará en un viaje culinario completamente nuevo. Incluir muchos vegetales y frutas crudos en su dieta le dejará con tiempo adicional en sus manos porque habrá menos necesidad de cocinar. Todavía puede ir a restaurantes, ya que muchos de ellos se han modernizado y ahora ofrecen una variedad de deliciosos platos veganos. Comprar su comida vegana tampoco es un problema: está disponible en supermercados y tiendas naturistas. Y también se beneficiará financieramente, ya que los alimentos básicos que conforman una dieta vegana no son costosos y, a menudo, se pueden comprar a granel.

www.ingramcontent.com/pod-product-compliance
Lightning Source LLC
LaVergne TN
LVHW011949070526
838202LV00054B/4858